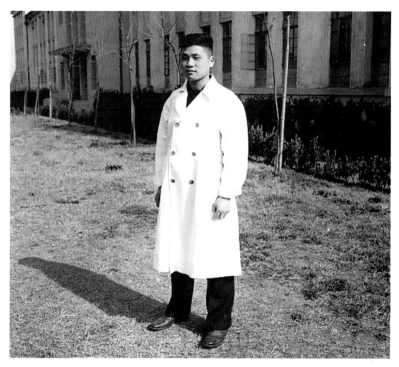

苏肇家先生早期工作照（陆瘦燕先生摄）

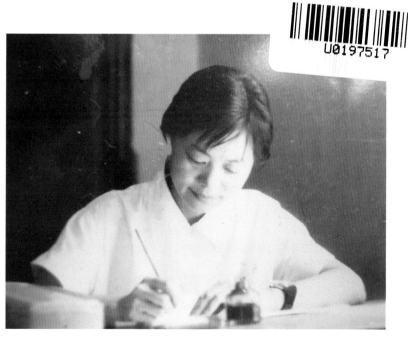

谈月涓先生早期工作照

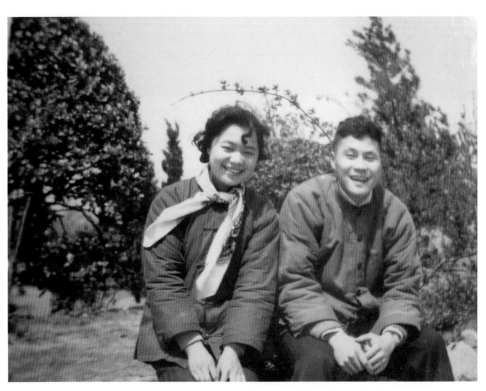

苏肇家、谈月涓二位先生学生时代（陆瘦燕先生摄）

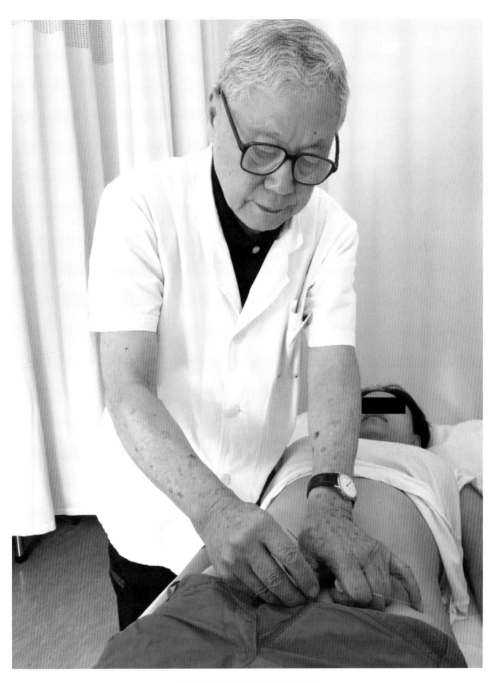

苏肇家先生近期工作照

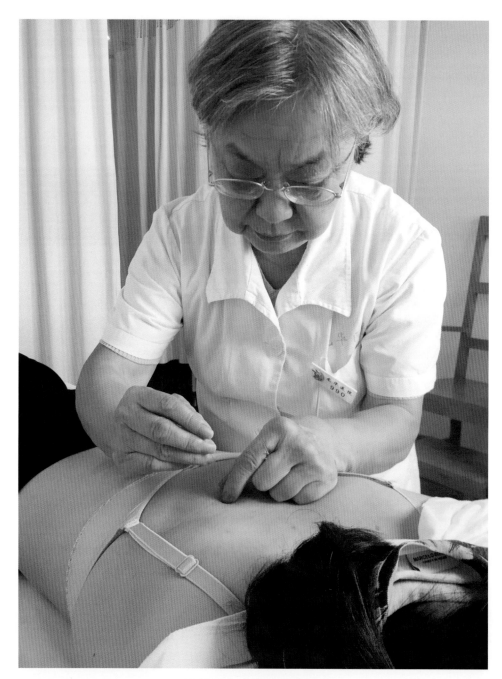

谈月涓先生近期工作照

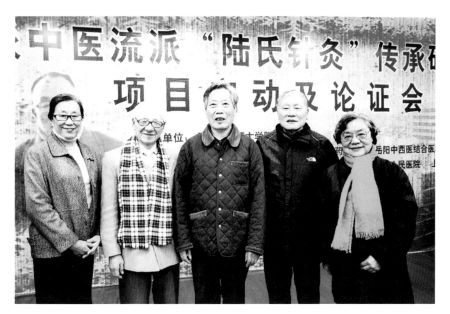

海派中医陆氏针灸传承研究基地启动（2012年12月）

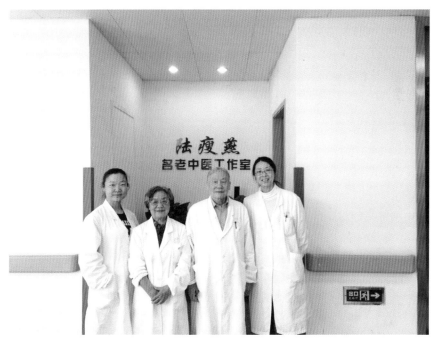

陆瘦燕名老中医工作室第一批弟子门诊跟师照

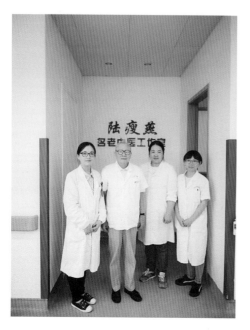
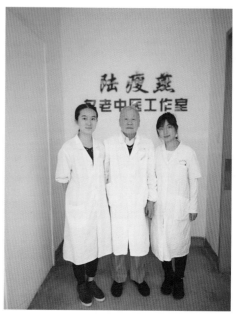
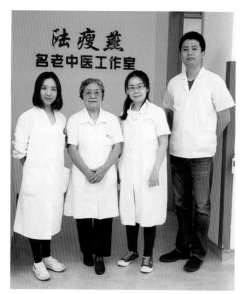
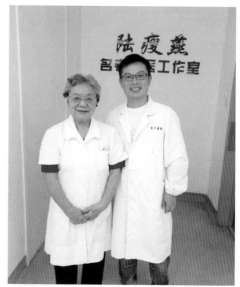

陆瘦燕名老中医工作室第二批、第三
批弟子门诊跟师照

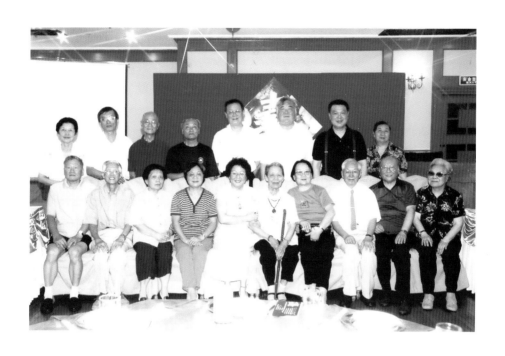

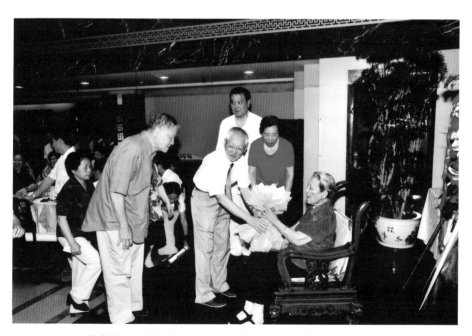

苏肇家、谈月涓二位先生贺朱汝功太先生百岁寿辰

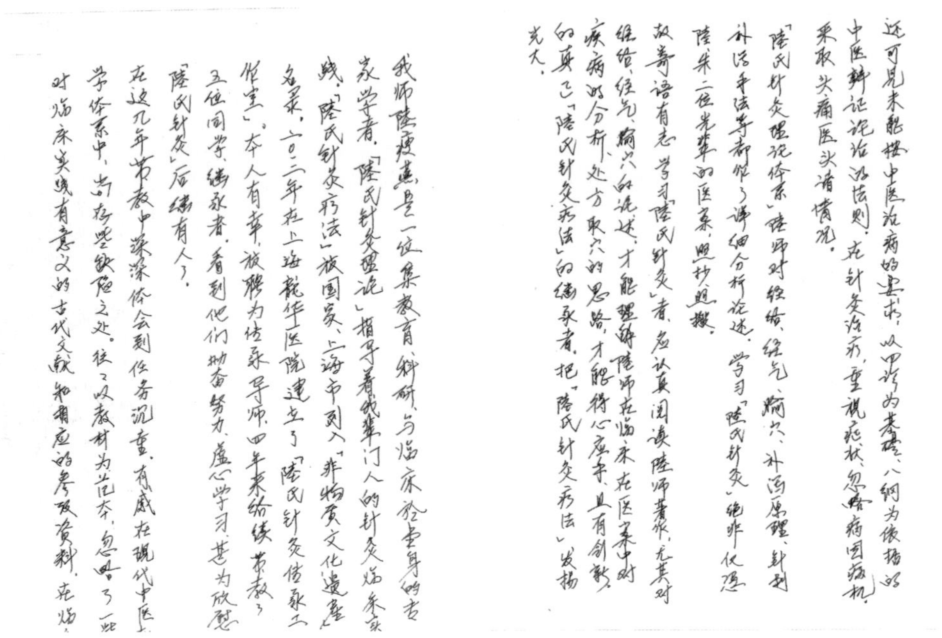

我师陆瘦燕是一位集教育、科研、与临床於一身的专家学者。「陆氏针灸理论」指导着我辈门人的针灸临床实践。「陆氏针灸疗法」被国家、上海市列入「非物质文化遗产」名录。二〇一二年在上海龙华医院建立了「陆氏针灸传承工作室」。本人有幸，被聘为传承导师，四年来给续带教了五位同学继承者，看到他们勤奋努力、虚心学习，甚为欣慰「陆氏针灸」后继有人了。

在这几年带教中深深体会到任务沉重，有感在现代中医学体系中，尚存些缺陷之处。往往以教材为范本，忽略了一些对临床实践有意义的古代文献和相应的参考资料，在临床还可见未能按中医治病的要求，以四诊为基础，八纲为依据的中医辨证论治的法则。在针灸治疗，重视症状，忽略病因病机，采取头痛医头的情况。

「陆氏针灸理论体系」陆师对经络、经气、腧穴、补泻原理、针刺补泻手法等都作了详细分析论述。学习「陆氏针灸」绝非仅凭陆、朱二位先辈的医案，照抄照搬。

故寄语有志学习「陆氏针灸」者，应认真阅读陆师著作，尤其对经络、经气、腧穴的论述，才能理解陆师在临床在医案中对疾病的分析、处方取穴的思路，才能得心应手，且有创新，的真正「陆氏针灸疗法」的继承者。把「陆氏针灸疗法」发扬光大。

苏肇家先生寄语手稿

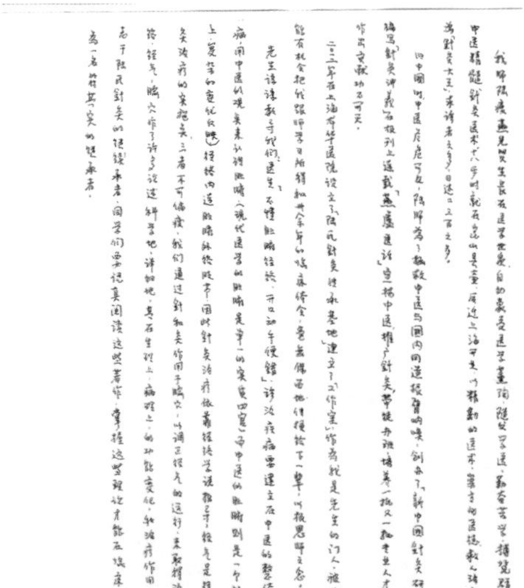

谈月涓先生寄语手稿

海派中医学术流派系列图书

国家级非物质文化遗产

陆氏针灸

苏肇家、谈月涓临床经验集

苏肇家 谈月涓 主编

科学出版社
北京

内 容 简 介

　　本书系海派中医学术流派系列图书之一,集代表性传承人苏肇家和谈月涓五十余年从医经验之所成。全书共分三篇:第一篇为随师忆旧,回忆了两位医者拜从业师陆瘦燕先生学习、临诊的场景,以及对"陆氏针灸理论体系"的理解体会;第二篇为医话医案,收集了两位医者以往在医疗工作中积累的临床经验,弟子整理两位医者的临床医案,涉及内、外、妇、五官等各科,以及苏肇家老师的膏方;第三篇为薪火传承,收载了两位医者的弟子们跟师学习心得及运用"陆氏针灸理论体系"指导实践所取得的成就。附录收录了陆瘦燕先生部分著作等珍贵历史资料。

　　本书可供中医临床医师、针灸医师及针灸爱好者参考阅读。

图书在版编目(CIP)数据

　　陆氏针灸苏肇家、谈月涓临床经验集/苏肇家,谈月涓主编. —北京:科学出版社,2021.7
　　(海派中医学术流派系列图书)
　　ISBN 978-7-03-069061-6

　　Ⅰ. ①陆… Ⅱ. ①苏… ②谈… Ⅲ. ①针灸疗法-中医临床-经验-中国-现代　Ⅳ. ①R246

　　中国版本图书馆 CIP 数据核字(2021)第 105224 号

责任编辑:陆纯燕/责任校对:谭宏宇
责任印制:黄晓鸣/封面设计:殷　靓

科学出版社 出版
北京东黄城根北街 16 号
邮政编码:100717
http://www.sciencep.com

南京文脉图文设计制作有限公司排版
江苏省句容市排印厂印刷
科学出版社发行　各地新华书店经销

*

2021 年 7 月第　一　版　开本:B5(720×1000)
2021 年 7 月第一次印刷　印张:11 1/2　插页:8
字数:210 000

定价:80.00 元

主编简介

• 苏肇家，副主任医师，陆氏针灸创始人陆瘦燕入室弟子，国家级非物质文化遗产"陆氏针灸疗法"传承导师。1934年出生在一个医学教育世家，家族先辈们创立了我国第一所民办中学——上海市民立中学，以及第一所儿童医院（上海市儿童医院前身）。1955年春，拜从业师陆瘦燕学习医术，1958年末学业结业，经分配进入上海市杨浦区控江医院，创立针灸科。近六十年来辗转中医内科、针灸科医疗工作。1986年医院开设中医病房，设床位48张，其中12张针灸专设病床，收治病种涉及内、外、妇、泌尿等多科疾病，并主持病房工作。针灸医疗方面遵循"陆氏针灸理论体系"指导，有志于扩大针灸治疗病种，在麻疹透发、老年性阴道炎、高血压病等治疗方面取得了良好效果。在职期间多次获得院先进个人、区先进科室荣誉，1995年退休。历任院中医科主任、针灸科主任（负责针、伤、推三科室），上海市杨浦区中医学会理事，杨浦区卫生工作者协会中医组负责人，原杨浦区卫生局医疗质量考核组成员（负责区内各所医院中医科病房、门诊医疗质量考核），杨浦区医院等级评审组成员。1983年担任上海市针灸学会组办的"针灸进修班"教师，讲授经络学、腧穴学两门课程。2012年被聘为国家级非物质文化遗产"陆氏针灸疗法"传承导师。

• 谈月涓，主治医师，中共党员。1936年出生于药学世家。父亲敬重信赖中医，希望子女中能出一名中医人才。1955年经张镜人先生引荐拜从陆瘦燕为师，学习中医针灸。随师四年中，在师尊谆谆教导下逐步掌握了中医理论和医术。耳濡目染陆瘦燕先生的医术和医德医风，为今后的工作打下了扎实的行医理念和医疗技能基础。1958年底毕业后，1959年初进入上海市杨浦区长白医院，创立了针灸科，担任针灸医疗工作。两年后调离该院，转入上海市徐汇区公费医疗第四门诊部针灸科。1962年参加崇明围垦第一期医疗队。1971年参加赴黑龙江呼玛县巡回医疗队，经受了艰苦生活的锻炼，治愈了众多顽疾，解除群众多年之病，获得当地政府的好评。她深感缺医少药群众之苦，也感受到针灸医疗大有作为。1981年公费医疗第四门诊部改建为上海市徐汇区宛平地段医院，该院针灸科也被列入上海中医学院（现上海中医药大学）针灸系教师临床实践基地，为针灸教育事业尽一份力量。在职期间被医院聘为中医科副主任，主持针灸科、伤推科工作。历年来多次被评为医院先进个人，1986年获得上海市徐汇区"三八红旗手"称号。1986年光荣加入中国共产党，成为中国共产党中的一员。1987年被聘为上海市徐汇区"医德医风"巡回演讲团讲师。1993年退休。2012年任国家级非物质文化遗产"陆氏针灸疗法"、"陆瘦燕名老中医工作室"传承导师。

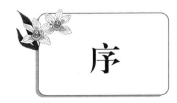

序

　　我俩1955年拜从陆瘦燕先生学习医术。历时四年，于1958年末结业，经分配分别进入上海市杨浦区控江医院和杨浦区长白医院（两年后调入徐汇区公费医疗门诊部）。我们从事中医、针灸医疗五十余年。

　　2012年春节，陆焱垚师妹提出"陆氏针灸"传承基地建设一事，邀约我们参加传承工作。自思年事已高，且退休已二十余年，业务荒疏，恐难以胜任，然朱汝功先生勉示"为了陆氏针灸能传承发扬，我们作为陆氏门人，义不容辞，望不负师恩"。陆氏门人虽有数十人之多，但现存世者仅十余人，且多因年事已高、疾病缠身，尚能出任者，仅陆焱垚、陆李还、高正、苏肇家、谈月涓5位。承朱汝功先生之训，勉为其难，只得遵从师命，遂来国家级非物质文化遗产"海派中医陆氏针灸传承研究基地"担任传承导师一职，并兼在"陆瘦燕名老中医工作室"针灸门诊工作。近六年来，共有学生姚怡、张琰、尤晓欣、尹平、吴君怡、黄儒德、李石胜、褚晓彦、庄裴华、陈超、李甜11位。学生们勤奋努力、刻苦学习。"陆瘦燕名老中医工作室"门诊医疗也尚获口碑，幸不负朱汝功先生之训，也可告慰陆瘦燕先生在天之灵。祝愿陆氏针灸后继有人，推陈出新，发扬光大，创造更好的明天。

　　2017年科学出版社"海派中医学术流派系列图书"约稿，希望陆氏门人（第三代）在陆氏针灸理论的体会、学术上的发展、临床应用和治疗经验等方面能做一回顾、总结，整理成文出版。以飨医务同道和日益增长的社会需求。

　　然我们年逾古稀，精力不足，幸诸位学生告奋愿承担、协助完成这项工作。以由我们提供资料，他们完成整理、编辑、打印成文等繁重工作。

　　本书内容有三个篇章。

　　（1）随师忆旧：回忆了我们随师年代的点点滴滴，学习、临诊的场景，以及我们对"陆氏针灸理论体系"的整理和理解体会。

（2）医话医案：收集了我们五十年来医疗工作的一些经历、经验和探索阐发，以及2012～2018年间在"陆瘦燕名老中医工作室"门诊中的数十例病案和膏方案例。

（3）薪火传承：①学生们各自学习心得；②根据导师对针灸理论的解说、疾病的分析、治疗的思路整理成文；③学生们在"海派中医陆氏针灸传承研究基地"学习后的心得体会和各自在工作实践中取得的成就。

对"陆氏针灸"创始人陆瘦燕先生的怀念，除了用文字记录下关于陆瘦燕先生的回忆外，我们还着手搜寻和陆瘦燕先生相关的一些珍贵资料。在此特别感谢庄裴华医生，为此付出了不少时间和精力，搜索到一些稀缺的资料，为本书增光不少。感谢尤晓欣、庄裴华、褚晓彦、姚怡诸位医生在收集、整理、打印、编辑、校对方面做了大量工作。感谢张琰、尹平、吴君怡、黄儒德、李石胜、李甜、陈超等医生提供了各自的文章和积累的医案，并做了详细记录和治疗分析，为"陆氏针灸"的临床医疗提供了大量实例。正因我们团队同心协力，本书才能圆满完成、出版。

按现代医学对治疗有效的要求，标准化、规范化、可重复性等条件，这对中医来讲似乎过于苛求，中医学说丰富多彩，四诊八纲、辨证论治，是中医治疗的灵魂，疾病、症状并非千篇一律（标准化、规范化）。中医治疗也随之变通应对，往往取得奇效。本书医案中的一些病例，仅是众多病例中的沧海一粟，故读者在参照本书中相应病例时，可作为参考，绝不可生搬硬套，应根据具体情况，具体分析，通过辨证论治，有的放矢。

苏肇家　谈月涓
2020 年 10 月

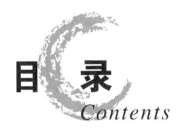

目 录
Contents

第三篇　薪火传承

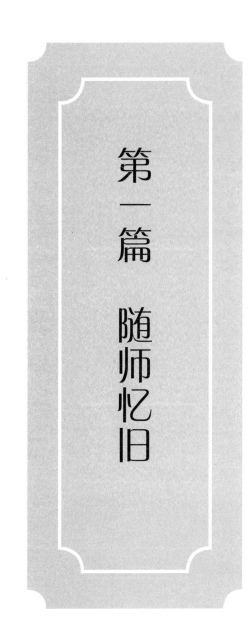

第一篇 随师忆旧

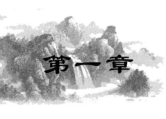

第一章　忆八仙桥"陆瘦燕针灸"诊所

　　这已是六十多年前的事了,不免有点淡忘,经我们二人共同回忆,凑成点点滴滴的印象,先介绍一下陆瘦燕先生八仙桥诊所的情况。

　　"陆瘦燕针灸"诊所,位于上海市原嵩山区金陵东路 119 号(嵩山路望亭路之间)一幢三层沿街楼房,一楼作为诊所,二楼设火罐治疗室和客厅、餐厅,三楼是书房、卧室,诊后陆瘦燕先生就在这里休息。一、二、三层之间各有亭子间,一、二层间的亭子间是消毒室,把用过的针整理消毒,供下次使用(见附录二)。

　　一层门诊部有一百多平方米,分隔成三个区域:靠马路的隔间是挂号处、候诊室,二三十平方米;中间一间是治疗室,室中央放一张大长桌,长桌东端放一张陆瘦燕先生的座椅,围着长桌放了数张长凳。陆瘦燕先生座椅前的长桌上,左右各放了一只脉枕,是为患者诊病、切脉用,左右可各坐一位患者,右侧患者的旁边是师兄高正的专座,他在这里有着特殊的地位,他写得一手好字,可临摹陆瘦燕先生的字体。有些患者需要开处方,就由陆瘦燕先生口述,师兄高正执笔写方。学生们则分散坐在长桌周围其他地方,做些力所能及的工作,如写初诊病史、测量血压等。门诊室和挂号处、候诊室之间是一堵用木板装嵌磨砂玻璃窗的板墙,板墙西侧有一扇门与之相通。门诊室的东墙侧和南侧板墙边上各放一排宽大的长凳,给已叫到号的、但未轮到治疗的患者坐。当年小儿麻痹症盛行,很多患儿都由家长抱着前来就诊,就坐在东墙前长凳上接受治疗。这些宽大的长凳在门诊忙碌时还用以充当临时卧位,让患者仰躺或俯卧着接受治疗。门诊室的西北二侧依墙放了十余张藤式躺椅,躺椅下面有一张可伸缩的搁脚架,以适应患者的

本文作者:苏肇家、谈月涓。

治疗体位。北墙东侧有门通向第三间或经楼梯上楼，第三间最小，七八平方米大，放置了三张竹榻，上铺有棉垫、被单，是卧位患者的治疗之处。

门诊开始了，先是师兄徐玉声喊号，一批五六十位患者。患者依号分别坐在陆瘦燕先生左右两侧，手持病卡，等待陆瘦燕先生诊病。陆瘦燕先生大都从左边一位开始，经望闻问切，写出针灸处方后，患者就拿了病卡离开，到躺椅或卧位处等待治疗，空下座位就由下一位患者替上，陆瘦燕先生接着诊察右边一位，就这样左右交替，直到一批患者诊察完毕。这时，陆瘦燕先生喝口茶，起身洗手，准备开始治疗。此时我们学生按陆瘦燕先生处方，从东墙小儿麻痹症患者开始逐一对患儿的肢体穴位用75%酒精棉球消毒，继再按陆瘦燕先生的处方，从西墙躺椅处让患者裸露出需要针治的穴位处，一一消毒，再入卧位治疗室为患者穴位消毒，如此周而复始。陆瘦燕先生先从小儿麻痹症患者处开始治疗。一位同学手托针盘，紧随陆瘦燕先生身后，便于陆瘦燕先生取针；另二三位同学和职工，紧接着在针柄上装艾绒。工友阿大师傅，用纸策将艾绒点燃，待艾绒燃尽，冷却后，师姐汪德芳负责起针，完成治疗（她也专管针具的整理、消毒）。学生消毒在前，陆瘦燕先生治疗在中，学生、职工装艾点火、起针在后，一气呵成，如此流水程序，有序不紊。一位患者治疗结束，一位患者填补上去，等消毒好后，陆瘦燕先生已从卧位治疗室出来，做第二轮治疗，工作速度之快，现在想起来也十分钦佩。这样治疗下来，最多的时候半天可诊治三四百号患者。这一轮治疗结束，陆瘦燕先生方可坐下稍作休息，点一支烟，喝几口茶，舒口气。治疗后的患者就到二楼去拔火罐，拔罐当年由胥伯令师兄和张时宜同学负责，我们有时也会上去帮忙，他们按照陆瘦燕先生写出需要拔罐的穴位，给予拔罐（陆瘦燕先生在病卡上都写明拔罐的穴位名）。陆瘦燕先生诊所的拔罐很具特色，当年所用的火罐是铜和锌铁皮做成的，并事先用面粉揉成一个大面团待用。拔罐时从面团上掰下一小团，用手捏成五六厘米直径大小的面饼，一张张分别贴在需要拔罐的穴位处，用一小片纸对折、点火后投在火罐中，待火旺时迅速将火罐扣在面饼上，火罐就紧紧拔上。这种方法现已绝见，其有一显著优点，体表凹凸不平处，贴了面饼就能牢牢拔住，有利于治疗。

陆瘦燕先生对一些阳虚、久病、脉气下陷者常用灸法，以起到温阳治逆的作用，陆瘦燕先生在门诊中大都是采用麦粒灸。灸治常由我们学生来担任治疗工作，我们先将艾绒搓成米粒大小的底大头尖的艾炷待用，按陆瘦燕先生写的穴位，在病患所需灸治穴位的皮肤上涂上一层薄薄的凡士林，以便黏住艾炷，灸几壮，陆瘦燕先生也在病史上写明，一般是7~9壮。用镊子将艾绒直接放在穴位上，点燃顶端，让其自然燃下，当燃到艾炷底部时，患者会感到很烫、很痛。此时我们应用示、中二指指甲，轻轻在穴位周围皮肤上划动，同时与患者对话，以分散其注意力，因艾炷很小，所以烫痛的时间不太长。在灸3壮以后，因局部皮肤已被灼坏，所以之后烫痛的感受也没有第1、2壮时强烈。在我们指甲刮动和与患者对话沟通下，患者都能顺利地完成整个疗程，每一次灸后都要关照患者，灸后2小时内不要喝水。这个道理我没问过陆瘦燕先生，我想这可能是火受制于水的缘故吧。

门诊从上午七点半开始，中午十二点半以后就结束了。这时陆瘦燕先生已汗流浃背，为了让他好好休息，我们就回家休息，陆瘦燕先生则上二楼用膳、休息。

陆瘦燕先生除了上午有八仙桥门诊外，下午还有其他任务，即去往青海路公费医疗第五门诊部、虹桥干部疗养院和第二军医大学等处。虹桥干部疗养院我们也跟随去过两三次，我们二人主要是跟陆瘦燕先生到第二军医大学，当年每周二下午陆瘦燕先生一点半从八仙桥坐私家车（一辆奥斯汀牌的轿车）前往。去第二军医大学是我们最高兴的事情，一来仅我们二人陪伴先生同往，在车内与陆瘦燕先生近距离相处。二来第二军医大学就诊对象仅部队干部、第二军医大学职工和少数住院患者。工作量较小，可以有较多时间向陆瘦燕先生讨教一些疑问，更可以无拘无束地和陆瘦燕先生讲讲笑笑，享受门诊中无法享受的师生之情。一次陆瘦燕先生购得一台新的相机，特带了相机给我们拍了数张照片，有几张在"文革"中散失，现留下两张陆瘦燕先生亲摄的照片（见文前插页）。

关于大家乐道的"烧山火""透天凉"补泻手法，20世纪60年代，我们曾去龙华医院针灸科病房，看过陆瘦燕先生进行"烧山火""透天凉"治疗。在20世纪50年代八仙桥诊所里，门诊量实在太多，陆瘦燕先生下针之快，真让人目不暇接，我们无法仔细观察陆瘦燕先生运用的补泻手法。我们自以为学到陆瘦燕先生诊病、处方、取穴的原则，但除了双手进针，仅学到陆瘦燕先生针刺手法的"形"，而对针刺手法的内涵——"意"没有学到，我们一直很遗憾，当年为何没有患病，让老师亲自替我们治疗，让我们能亲身感受老师针刺，获得第一手资料。

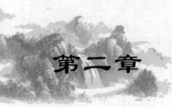

第二章 我的老师陆瘦燕

　　我师陆瘦燕的"陆氏针灸疗法"被国家、上海市均列为非物质文化遗产，这是历史对陆瘦燕先生和"陆氏针灸疗法"的肯定，对他的子弟门人来说是一件值得高兴的大事。海派中医陆氏针灸传承研究基地和工作室成立已九个月了，现有我们五位陆氏子弟门人在工作室担负着传承、发扬"陆氏针灸疗法"的工作。

　　陆瘦燕老师的功绩不单是出色的临床工作和创立了完整的"陆氏针灸理论体系"，他还是一位了不起的教育家，在他进入上海中医学院前后，培养了一批又一批的针灸人才。本文就是想从另一个角度，把我从师四年中，陆瘦燕先生对我们的培养教育和我从陆瘦燕先生处学到的内容，来一一向各位介绍。

一、重视中医基础知识，重视针灸经典著作

　　自我 1955 年初拜师第一天，老师就给我两本书，一本由他和朱汝功先生编写的《十四经穴图谱》、一本由他注释的《标幽赋》，还开列了一些需购买的书目，如杨上善注释的《黄帝内经太素》《针灸大成》《针灸甲乙经》等书籍，要求其中一些内容，如《十四经穴图谱》《标幽赋》《百症赋》《玉龙歌》，以及《灵枢·经脉》《灵枢·骨度》一定要背诵熟读，还有一些需要通读熟悉，如《九针十二原》《本输》《小针解》等。当时我们的学习方式是白天随师临诊，晚上设班集中上课。陆瘦燕先生当时特地聘请一些沪上名医教授《黄帝内经》《伤寒论》《金匮要略》等中医经典著作和中医内科学、儿科学、眼科学、中药学、方剂学等课程，如严苍山、王玉成、祝怀萱、范新孚、顾坤一等当代名医，李鼎老师也是我们的专题课老师。这样持续四年，为我们打下了较为扎实的中医基础

<hr />

本文作者：苏肇家。

知识，陆瘦燕先生在繁忙的工作之余，也孜孜不倦地钻研针灸古典著作，并发掘、整理、分析，将书籍上的理论发展运用到门诊临床中，以与实践贯成一线，他摆脱繁忙的门诊工作后，他把这些理论整理成文、出版成册，形成现在大家所熟悉的"陆氏针灸理论体系"。

回想起来，陆瘦燕先生的这些教导，真使我受益匪浅。因为我们成长的 20 世纪 50 年代，当时的生活、工作环境和现在不可同日而语，尤其当时条件差、物资短缺，缺医少药，大多数医院还没有开设针灸科，所以我们 1958 年底一结业，就步入工作单位。有些同学分配进入条件较好的医院，原来就有针灸科，有上级医生。而我和谈医生就分配到条件较差新设的医院，去创办针灸科。从科室的开办规划、设备的添置，直到开展门诊医疗工作，都由我一人担当、解决。对科室设备、规划等事项已在八仙桥诊所里学到，所以不难，但在医疗工作中常会碰到一些以前没有碰到的难题，由于当时医疗条件较差，急诊室碰到无法解决的患者，常会来叫针灸科会诊。病种繁多，如小儿高热惊厥、梅尼埃病头眩呕吐者、肾绞痛急性发作者。而这些病种，我在八仙桥诊所亦未碰到过。在当年的医疗条件下，急诊室也没法解决时，才会请针灸科会诊（20 世纪 50 年代正是针灸推广高潮），针灸再不能解决，就只好转院处理。在这样的困境下，脑中往往跳出一句歌诀、一组取穴，解决急症，如《百症赋》中"目眩兮，支正、飞扬"，《席弘赋》中"若是七疝腹痛照海、阴交、曲泉针"，尽管歌赋中的取穴并不专门是治疗梅尼埃病、肾绞痛的，可是对我来讲，真是救星，启发了我的治疗思路。而经过针刺治疗后，确实是使症状缓解了不少。故我认为古人留下的经验，是值得我们借鉴的，是陆瘦燕先生传授给我们的法宝之一。例如，有一个病例我印象很深，发生在 20 世纪 50 年代末，1959 年四五月的某天，急诊室送来一位中年妇女，该妇女在单位中遇到突发事件，昏厥在地。单位同事急忙按掐其人中仍不醒，只好送院急救。急诊室也解决不了，故请针灸科会诊。我查看患者，其体态肥胖、人处昏厥、眼睛紧闭，但检查瞳孔时看到眼球还在活动，那可能是癔症性昏迷，按其脉滑大，遂辨证属一时气恼，挟痰上攻清窍而致。故取足三里、丰隆，左右四穴，用提插手法加强刺激，几分钟后，患者便睁眼清醒了。这是陆瘦燕先生为我们打好的中医基础和他重视四诊辨证的诊疗思路帮我解决了医疗难题。我建议初习中医的同道，应多看些经典原著，古人的经验很有必要。

二、严谨的医疗作风

我从师是 20 世纪 50 年代中期，当时陆瘦燕先生在八仙桥设有私人门诊应诊。每周周一至周六上午门诊，下午是朱汝功先生的门诊时间。我和谈月涓是随陆瘦燕先生上午临诊。那时，周一至周六总是门庭若市。每天上午门诊量总在两百号以上，到了伏天有四百多号。大伏天，患者为了求得一号，有的通宵排队，成为当时一景，还衍生出一个行业，即有人出租躺椅赚钱，当时有没有"黄牛"，不能断定。尽管门诊量如此之多，但陆瘦燕先生看病时认真对待每一位患者，脉象、舌苔、望闻问切一样不漏。对复诊的患者也是如此，询问前次针治后的反应和症状的变化，按脉、望舌、取穴等记录在案，绝不马虎。还有一个特色，就是对需要拔罐的穴位，也分别写出，记录在病卡上。

在陆瘦燕先生门诊中，虽然很多患者都属同一病种如漏肩风、腿股风、胃脘痛等，但陆瘦燕先生对每个患者的治疗措施不尽相同，绝不千篇一律，就是同一个患者每一次治疗的处方取穴也时有变动，有时注明不用温针、仅留针几分钟或不留针等。我们就对这异同点特别注意，随手记录在笔记本上，待空闲时向陆瘦燕先生求教，陆瘦燕先生答复时会从患者的病况变化、当时身体情况、脉象等体征来解答我们的疑问，并告诫我们要注意患者的动态变化，要依据患者每次不同的情况，及时调整治疗方案。这些宝贵的教导，让我们在以后的医疗生涯中受益匪浅。当然，陆瘦燕先生因患者太多、太忙，有些提问一时记不起来，但在他忆起时会答复我们。例如，师兄王志煜曾治疗一患坐骨神经痛患者，经他治疗数次，效不显而疼痛反有增加之虞，他转请陆瘦燕先生治疗，陆瘦燕先生在诊察病情后，治疗时仅用针刺，不留针，治疗后疼痛已缓，复经 3 次治疗而愈。

三、双手进针、重视爪切、善用温针

陆瘦燕先生提到双手进针，常用《标幽赋》上的两句话来教诲我们："目无外视手如握虎""心无内慕如待贵人"，即治疗时应专心一致，心无二用、注意集中，慎对每一次治疗；又"左手重而多按，欲令气散，右手轻而徐入，不痛之因"，即双手进针法。我的体会是左手拇指稍稍用力，用指甲边缘按压穴位部位，右手持针，先将针尖轻轻抵贴皮肤，然后左右手一起并进，左手加大压力，右手一边小幅度捻转，一边刺入，这样往往可以使患者感觉不到针刺疼痛，或把针刺痛感减小到最低，这对初次接受针灸治疗患者和小儿患者来说，有利于减小恐惧感。我认为，左手指甲的爪切、切压，给一个先入的刺激，对紧接着的针刺刺入感产生一种注意力分散作用。我也试过，针尖抵在指甲爪切的前缘，疼痛最小。左手爪切还有几个作用，如高正讲的：①寻找穴位；②固定穴位；③避开大血管。

温针一词，见于杨继洲《针灸大成》，他对温针似乎有点贬低之词。温针不同于灸法，现在有的书籍上将温灸写作温针灸，似乎不妥。温针是将艾绒缠在针柄顶部，点燃后取其对针体的传导热和对穴位处体表的辐射热，来加强治疗的效果。我个人的看法，对常用的不锈钢、直径<0.3mm的针灸针，温针的辐射热大于传导热。传导热对肌肤的作用浅层大于深层处。我看到有些医生为了防止艾绒脱落烫伤皮肤而用纸板遮盖，这样就阻挡了辐射热，这也可能阻挡了艾绒中挥发性有效物质的透入，影响温针的效果。装艾绒是一种技巧，需多加练习才能应用自如。艾绒的质量好坏也是极重要的一环，过去八仙桥诊所所用艾绒是经过专人加工，用手细搓揉去除杂质，这种艾绒黏性很好，我临诊时可以双手操作、装艾，从未有脱落情况出现。

陆瘦燕先生对温针的使用也有一定的对象。如对发热或阴虚阳亢的患者，一般仅用留针而不用温针治疗；或仅某几个穴位使用温针，以取引火归元的目的。在我记忆中，陆瘦燕先生认为血压高的患者不用温针。

四、针灸并用，辅以中药

陆瘦燕先生善用方剂，因很多患者的病症仅为一种症状，而其病因、病机，需内外兼治，有些需汤药调理，所以陆瘦燕先生在治疗中常辅以内服汤药，依我观察陆瘦燕先生会为门诊中约1/10的患者拟方剂。我们从陆瘦燕先生的著作中也可以看到陆瘦燕先生医案中附有汤剂，以及他书写的处方笺。陆瘦燕先生还要求我们背诵《汤头歌诀》《药性赋》等，使我们为汤药应用打好基础。我在近四十年工作中，一半时间是在中医内科门诊和病房度过。这都是陆瘦燕先生的教导之功。

五、重视医疗实践，做好古为今用，洋为中用

陆瘦燕先生在医疗中始终遵循中医治病的原则，重视中医理论，饱览中医经典著作，不断挖掘整理，付诸实践，最后形成完整的"陆氏针灸理论体系"。但陆瘦燕先生从不排斥现代医学，他以西为中用，取长补短，在20世纪50年代，八仙桥诊所里已设有血压计、体温计，首创裸露治疗部位，穴位处皮肤消毒，针具经整修、消毒后才再次使用等现代医学理念，摒弃了以前隔衣施针的习惯和针具用后仅用草纸擦拭等陈旧的方法，为针灸医疗开创了新风，为针灸疗法能进入医院、推向国外起着重要的推动作用。这些改革的措施在当时实在是难能可贵。

八仙桥诊所里备有血压计和体温计，陆瘦燕先生常让我们为患者测量血压。陆瘦燕先生在门诊中也会建议某些患者去做一些实验室检查、摄 X 线片等，主要是为了进一步了解病情、明确诊断。陆瘦燕先生进入上海中医学院、上海市针灸经络研究所后，他应用现代科研手段，对人体的生理生化变化进行观察，并用数理化统计指标来验证它的科学性和实用性。他这种先进的思维方式为针灸事业的发展做出了重大贡献，在目前课题设计、效果观察、评定中已为常用的标准和规范，但在 20 世纪 60 年代，实是难能可贵。

最后讲讲我心目中的陆瘦燕先生。他是一位慈祥可亲的长者，对我们疼爱有加，在从师四年中从未受到他的训斥。从师开始，他没有收过我们一分钱，反而为我们聘请了老师，贴钱请老师们吃饭。在教育上为我们制订了全面的学习计划，他用对他自己的要求来教育我们、塑造我们，为我们打下了良好的中医基础，将我们培养成为除掌握针灸知识之外的全科医生。他关心现代医学的发展，以西为中用的目的，又为我们开设了一些西医课程，让我们也能跟上时代的步伐。在他的培养教育下，才成就了今天的我们，我们只有更好地做传承工作，发扬"陆氏针灸疗法"，才能报答他的在天之灵，他的恩情永远留在我的心中。

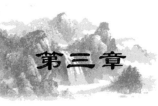

第三章　我的从师回忆

20世纪50年代，党和政府提出振兴中医政策，业师陆瘦燕感于中医事业后继乏人，在上海市卫生局的支持下，改变个别带教形式，试以集体办班、培养中医人才。

我父亲毕生从事医药事业，他尊重医生、热爱中医，希望子女中出一中医人才。1955年当我中学毕业后，经父亲挚友张镜人先生的推荐，业师陆瘦燕同意收我为门生。父亲得讯后，非常高兴，风趣地对我讲："看来你是块中医的料子。"我也很高兴，有幸入"陆氏针灸"之门，成为陆瘦燕先生最后一批学生之一。

记得首次来到陆瘦燕先生八仙桥诊所时，只见陆瘦燕先生坐在诊台前，边上有几位学生围坐在诊台旁。陆瘦燕先生亲切地接待了我，随即递给我几本书，叮嘱我需认真诵读背出。

一、背书

这几本书很薄，一本是陆瘦燕先生亲自编写的《十四经穴图谱》（内附《分寸歌》），一本由陆瘦燕先生注释的《标幽赋》，还有《针灸大成》中的《百症赋》，要求我在3个月内背出。我初翻阅这些书，很纳闷，对书内容一点儿不懂，且有不少生字不认识，似有难度。父亲看出了我的心思，耐心又严肃地对我讲："读书有什么难！字不识，可以查字典，不懂处可以问。"父亲常和我一起查字典。经过努力，终于背出了《十四经穴图谱》中的《分寸歌》，可是书是背出了，但仅是熟记了书上的句子，对具体的内容却一窍不通。

本文作者：谈月涓。

二、临诊

3个月后，我来到陆瘦燕先生八仙桥诊所，随师临诊，见陆瘦燕先生很忙，但很潇洒，正一手一支烟，一手为患者按脉问病，写出需针治的穴位。师兄高正坐在诊台右侧，有些患者需针药同治时，由陆瘦燕先生口述药名，师兄高正执笔写方。一些同学正在安排患者的床位，或对需诊治的部位进行消毒，做先期准备工作，而我初来，一点都不会，故在陆瘦燕先生施针治疗时，只能手托针盘，紧跟在他身边，供他随时取针。虽仅是托针盘，就已使我受益匪浅，我可以近距离地看陆瘦燕先生操作，记住穴位的具体位置，与《分寸歌》上的语句一一相对，增加了概念性知识。陆瘦燕先生在患者身上扎针的穴位，竟然和他在病卡中写出的穴位基本一致，这记忆让我钦佩。针治后患者需拔罐治疗，陆瘦燕先生也会在病卡中写明，一丝不苟。在空余时间，我则练习装艾，装艾看似容易，但需技巧，3个指头协力，必须熟练才能使艾绒装上不易掉落。我反复练习，练到手酸，直到艾绒装到针柄上，经手指弹动而不落下，才算合格，才能为患者装艾。起针也是重要的一环，起针必须轻柔，顺针刺方向退出，并紧按穴孔，防其出血、血肿，否则会增加患者不必要的痛苦。几周下来，经过反复练习，我已能胜任这些操作，参与这些工作。

三、见闻

在门诊中，患者众多，陆瘦燕先生虽忙，但在百忙中关注着一切，某日听到候诊室中有一女患者呻吟连连，陆瘦燕先生立即请这位患者就诊，患者主诉胃痛已久，一直不好，今从乡间赶来求诊，现胃痛剧烈，难以忍受，故呻吟不断。陆瘦燕先生当即施针治疗，在他治疗下，患者胃痛渐止，5分钟后，胃痛已平，患者连称"神医神医"，连连道谢。陆瘦燕先生能当机立断，判明病情，运用手法，手到病除，真不愧有高明的医技！又一日，来了一位男性病患，主诉突然口眼㖞斜，眼睑无法闭合，并口流涎水，患者着急赶来求治。陆瘦燕先生告知是周围性面瘫，并非中风，让患者宽心。因其劳累太过，更受风邪所致。陆瘦燕先生当即请他回家休息，并予中药敷贴，嘱一周后再来。一周后患者来了，面瘫略有好转，经诊脉、取穴，仅针刺合谷、足三里数穴，间日治疗，3次后面瘫已愈。患者十分感动，开始他怀疑需一周后治疗是否会延误病情，由于他对陆瘦燕先生的信任，听从陆瘦燕先生的指导，果然很快痊愈了。陆瘦燕先生全面审察病情，经 3 次治疗而愈，让我深受教诲。再临诊时，不单从临床上学到了书本上学不到的东西，更学习到陆瘦燕先生的医德医风，为我树立了榜样。

四、上课

陆瘦燕先生为了对学生负责，请来了当时上海多位中医名家为我们教授中医基础知识，为了赶上时代步伐，陆瘦燕先生还请了几位西医学者为我们讲授解剖学、生理学、病理学、内科学等知识。业师陆瘦燕、朱汝功主讲经络、腧穴、针刺手法等课程。陆瘦燕先生对我们要求尤为严格，不仅要求我们背出《灵枢·经脉》原文，还要按经脉循行路线一一对照所在腧穴，并不时在上课中提出，要我们回答。有一次，他点名要求我背诵足阳明胃经的循行路线，并说出相应处的穴位，幸好我能背出，得到陆瘦燕先生的表扬。朱汝功先生主讲针刺手法，常会在上课间，叫一位同学上台演习针刺手法，如持针姿势、双手进针、提插等手法的操作，并亲自指导或纠正。业师们重视双手进针法和进针后重视得气，后读到《标幽赋》中"左手重而多按，右手轻而徐入，不痛之因""气之至也，如鱼吞钩饵之沉浮。气未至也，如闲处幽堂之深邃"，遂领会了业师们要我们熟记《标幽赋》的用心良苦。

五、第二军医大学

陆瘦燕先生除上午门诊外，每周二下午去第二军医大学会诊，由我和苏肇家随往。第二军医大学会诊时，患者虽少，但病情复杂，在此可学到更多知识和观察到更多病种。记得有一次来了一位患者，面部色素沉着，且逐渐扩大，请陆瘦燕先生治疗。对此症我也感到很新奇，注意陆瘦燕先生如何治疗。只见陆瘦燕先生仅取双侧合谷，进针后用迎随补法，顺向针入，徐徐捻动。奇怪的是，经过几次治疗，色素渐退，面积缩小。我请教陆瘦燕先生此治疗机理，陆瘦燕先生说："面口合谷收"，面部为阳明经气所荣，调整阳明经气，使面部气血条达，色斑自然消退。陆瘦燕先生的医术真使人心服。由于我勤快的辅助工作、熟练的操作，也获得陆瘦燕先生的好评、赞扬，在第二军医大学会诊中，也增添了我们的师生情谊。

六、课后复习

我们学习日程安排得满满的：周一到周六上午在诊所随陆瘦燕先生临诊，晚上 6：30~8：30 上课；每周二下午去第二军医大学会诊；且课程较多，如经络腧穴、汤头歌诀、药性歌括等都要背诵。我和苏肇家、王志煜、范德馨、余悦莲等同学自成一个学习小组，利用周日下午在苏肇家家中集中温习、互相讨论；还从药铺购来各种药材来辨识，相互扎针，互诉针感体会，寻找进针痛感最小的方法等。当时日本提出指温测定法，以燃香温熏十井穴来判断某经的虚实。王志煜同学做了个电热器代替燃香测定井穴温差，回想起来也十分有趣，这样就度过了这宝贵的四年。

七、师生情

在我心目中，陆瘦燕先生是一位严肃的师尊，又是一位可亲的长者。他忙碌于中医事业。业务外，也有很多业余爱好，他喜欢评弹、摄影，外出期间可见他常身背相机的身影。1957 年他购得一台新相机，在第二军医大学，他来工作之余，在校园内替我和苏肇家拍了多幅照片，其中一张是我和苏肇家合影，因我俩当时仅是同学，合照真有点羞意。回想起来，这可能也是陆瘦燕先生对我们的关怀和期望。1956 年，陆瘦燕先生带领我们一班学生去昆山旅游、尝蟹。他买了许多蟹，对学生们说：放开肚子尽管吃，多少不论。当年的我一顿吃了六七只大闸蟹，直到肚子撑足为止。正餐是昆山特色卤鸭面，面味鲜美，齿留余香，至今尚有回味。饭后全体合影，陆瘦燕先生抛却老师身份，席地而坐，蜷屈双腿，更显示他可亲可爱的真面目。浓浓的师生情谊，深深地刻在我心中。

八、怀念

随陆瘦燕先生临诊四年，学习时间虽然短暂，却让我从一张白纸变成了一位入行的医生。我之后的 30 年从医历程，是恩师培养教导所成。"陆氏针灸理论体系"指导我在医学临床上的实践，临床实践的成绩又证实了理论的正确。"陆氏针灸"历久不衰，获得国家级、上海市级非物质文化遗产名号，更证实了它的实用性和科学性。陆瘦燕先生的治学教人，为我提供了榜样，鼓励我在传承研究基地培养一批又一批具有现代医学知识、精通针灸理论和临床的陆氏针灸接班人，使陆氏针灸发扬光大。

第四章　略谈陆氏针灸

　　针灸疗法是一门传统的医疗方法,是中医大家庭中的重要一员。它历史悠久,经千年的实践证实了它的实用性。针灸事业的兴衰、得失,都与针灸临床疗效的成败密切相关。所以作为一名针灸从业人员,一定要不断去探索,使之发扬,这是历史给我们的使命,义不容辞。

　　我的老师陆瘦燕先生,他的一生兢兢业业,贡献给了针灸事业,他继承发扬了祖国医学中的针灸学,不断地从中医古籍中挖掘、探索,并整理出系统的"陆氏针灸理论体系",并将其在临床诊疗和科研中予以实践。由于他医技高超,赢得了广大患者的信任,业务日增。当年除了八仙桥诊所工作以外,他还着意培养了一批又一批的针灸人才,这在当时中医地位低落的情况下实在是难能可贵,起着擎天柱的作用。我有幸作为他最后一批门生,并以此为荣。

　　在陆瘦燕先生的教导下,我学到了些什么呢?

一、整体观念

　　针灸疗法并不孤立,它和中医其他各科一样,建立在脏腑、阴阳、五行、营卫气血、经络诸学说的基础上。它与中医其他各科的主要区别只在于治疗的方法上,其更重视经络、腧穴的作用,用针或艾灸为载体,作用在腧穴上,来达到治疗目的。陆瘦燕先生十分重视对我们的培养,教导我们一定要学习好中医基础理论。除了陆瘦燕先生和朱汝功先生亲自给我们教授针灸专业课程外,特地聘请了当时沪上名医为我们讲授《黄帝内经》《伤寒论》《金匮要略》等各类课程,还请了老师讲授现代医学知识,如解剖学、生理学、内科学、神经病学等学科,以

本文作者:苏肇家。

他的要求来塑造我们。可知陆瘦燕先生为了培养我们的用心良苦。

陆瘦燕先生常讲"不知脏腑经络，开口便错""经络内连脏腑，外络肢节""经脉者所以运气血、营阴阳、濡筋肉、利关节"，道出经络是联系人体脏腑、筋肉、四肢关节的一种组织结构，使人体内外紧密联系在一起，形成一个有机整体。营卫气血通过经络输布到人体各脏腑、诸器官起营养温煦的作用，使之发挥各自的生理功能，当人体某一器官出现病理变化，也会影响其他器官。这种影响常会表现在经络腧穴上，陆瘦燕先生认为需重视经络、腧穴的两个重要功能：①反映病痛；②治疗疾病。在医疗上一定要有整体观念，绝不可头痛医头、脚痛医脚，简单从事。

二、标本同治

陆瘦燕先生非常重视疾病的辨证，如脚膝酸痛无力，虽病痛表现在脚上，然观其病因，往往与肾气虚损有关，在治疗中除对症治疗（标）、疏调经气外，更应调补肾气（本），标本兼治往往能收到事半功倍之效。

我们在门诊中也经常会碰到一些病患，主诉仅是某一部位疼痛或不适，但通过辨证，仔细分析，往往会发现其与某一脏腑阴阳气血失调有关，通过调整脏腑的虚实，主症也就迎刃而解了。例如，我在工作室碰到一位叶姓男患者，因连续三夜尿床而来求治，询问病史有打鼾、睡眠呼吸暂停综合征史，再通过四诊检查，发现患者体态肥胖，喉间时有痰声，夜间睡眠中鼾声连连，甚则呼吸暂停，舌苔白腻，脉象浮滑。辨证为痰湿素重、蒙塞空窍，病机为清阳不升、清窍失荣而致遗尿。治疗以豁痰宣窍，穴取中脘、足三里、丰隆、照海、天突、脾俞，一诊遗尿止，三诊后鼾声亦减，后随访，未再发。

标本还有一个方面，即《灵枢·根结》和《灵枢·卫气》中"标本""根结"的论述。手足三阴经经气由四肢末抵达胸腹、入于五脏；手足三阳经经气自四肢末上至头面，说明了"根""本"在四末，"结""标"在胸腹五脏或头面；又六腑各有一"下合穴"，下合于足三阳经，由此上通六腑。故治疗内脏病时常取用四末五输穴和六腑下合穴；头面部疾患可取四末五输穴，比仅取头面、胸腹处局部腧穴治疗能获得更好的效果。事实上，我们在临床上也经常采用此种方式。

在工作室我曾碰到一位商姓女士，她主诉近几天来发觉舌头强硬，转动不利，因担心是否中风而来求医，经检查，伸舌不歪，语言畅利，两侧肢体无特殊征象，再仔细辨证，舌红无苔，脉见细数，追问之下，近日来夜寐不宁、梦扰易醒，辨证为心阴虚损、神气不宁，因舌为心窍，因之受累。治疗上以针刺阴郄、太溪、心俞、廉泉诸穴，一诊舌强缓解，经 3 次治疗，舌头活动自如。

三、刺法

陆瘦燕先生非常重视针刺手法。在针灸古籍中有很多处提到"刺法"，如《黄帝内经》中的"九刺""十二刺""五刺"等，说明古代针刺医疗中的治疗方法也极多样化。《黄帝内经》中的"巨刺"和"缪刺"，虽有刺经、刺络之分，但同样是左病右取、右病左取之法；《黄帝内经》"九刺"中的远道刺则是一种上病下取、下病上取的治疗方法；《黄帝内经》"十二刺"中的"齐刺""扬刺"则是多针刺的方法，常见用在"华佗夹脊"。陆瘦燕先生在治疗中也重视《黄帝内经》刺法的运用，如陆瘦燕先生在治疗中风偏瘫中，曾有用左右二侧交替施治的办法，如一次针刺健侧、一次针刺患侧，以补患侧泻健侧的治法来提高疗效。我们在临床医疗中也按陆瘦燕先生的教导，对于上病下取、左病右取等刺法颇有体会。如落枕治疗，可先取对侧腧穴施以泻法，往往有立竿见影的效果。又如治疗肩周炎，上肢活动障碍者，取下肢地机、悬钟等穴，有使活动障碍明显舒解、改善的效应。在工作室，一位男性患者右肘关节疼痛，屈伸困难，经 X 线摄片示肱骨喙突骨刺，曾用多种方法治疗未效而来工作室。在切诊中，右侧曲泽部位明显压痛，当即取左侧曲泽一穴，以提插补法，并佐以温针，治疗毕，右肘屈伸已明显好转，疼痛消失，后经 4 次治疗而愈。随访至今未见再次发作。我在治疗肩周炎时，因患者患肢活动困难，艰于解衣脱袖，经常取手三阳经之合谷、腕骨、外关，左右捻转等刺法，推动经气，抵至病所，助祛瘀之功，每每取得很好疗效，也可再取健侧肩内俞、肩髎、秉风等穴针刺，对患肢活动能恢复也有很大帮助，在针刺当时，患肢上举、后伸等活动即可见改善。

四、留针、温针

留针是陆瘦燕先生治疗中常用的方法，大家都知道，得气是针刺治疗取得疗效的先决条件，也是施行补泻手法的前提。陆瘦燕先生在对待一些久病或体质较弱的患者时，下针后不得气、反应迟缓，陆瘦燕先生常用留针以候气，稍候一些时间，便会有沉涩紧的感觉，则气已至矣。在留针过程中还可以施以补泻手法，并反复多次施行，使每次的补泻综合起来，加强补泻的作用。陆瘦燕先生在施行"烧山火""透天凉"补泻手法时，曾出现患者没有热感或凉感的情况，在留针

5~10分钟期间，热或凉的感觉就出现了，陆瘦燕先生认为留针时间以10~20分钟为妥。

　　温针是留针期间，在针柄端缠以艾绒，点燃使之产生热量，以加强温煦肌肤、温经通脉的方法。陆瘦燕先生提倡温针，他认为温针不同于灸法，取其温热，故艾绒不宜过大，以枣核大小为妥，以免灼伤皮肤。陆瘦燕先生在温针治疗时，每针仅点燃艾炷1壮即可。

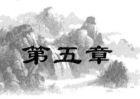

第五章　陆氏针灸治疗疑难病症的经验小结

　　陆氏针灸在治疗疑难病症中的应用切中了"陆氏针灸理论体系"的关键，即在临床上的实用意义，理论指导实践；反过来，实践也验证了理论的正确性和实用性。

　　我认为严格来说没有什么疑难病症，所谓的疑难病症无非是指一些少见病和某些经其他科室治疗未获显效而转来针灸科求治的疾病。

　　我想把我从师以来在跟诊陆瘦燕先生治病时耳濡目染学习的一些体会和大家分享一下。

一、陆瘦燕先生重视辨证审病

　　我师一再告诫我，对患者要有同情、负责的心态。诊病时一定要认真询查病史，运用四诊，查清疾病发生的原因，辨明疾病的性质（阴阳、寒热、虚实）和相关的机理，判清疾病所在的部位（脏腑、经络、病位）这三个要素，才能拟定治疗方案。我把它简单归纳为病因—病机—病位。他认真对待每一位患者，无论初诊、复诊，一定认真问询、切脉，了解病况。他告诫说，患者每次来诊，时间不同，病情轻重，体质情况，每天都会有变动，判断患者当即情况，可及时调整治疗方案，绝不可机械式一成不变。有些患者其诉症状可能仅表现在体表的某一个部位，而经审视诊察的结果，往往与脏腑、阴阳、气血、虚实有关，在治疗上应标本兼治，方能取得较好疗效。

_____

本文作者：苏肇家。

二、重视处方配穴

在针灸医疗中，经络是依据，腧穴是基础。正如《千金翼方·杂法》所述：
"凡孔穴者，是经络所行往来处，引气远入抽病也。"陆瘦燕先生指出，腧穴是
经络学说在针灸临床上的切入点，而经络学说阐明了腧穴作用的规律。陆瘦燕先
生教导我们从经络学说的规律来寻求针灸临床上的处方配穴。

经气即经络之气，经络是经气的通道。关于经气，陆瘦燕先生引用《灵
枢·刺节真邪》所说："真气者，所受于天，与谷气并而充身者也。""真气"即
经气，由两个方面组成：①"所受于天"，经气是禀受于父母之精而产生的原
气，是人与生俱来的经络原气。②谷气（水谷之气），是由后天脾胃饮食所生，
流注于经络内外即为营卫之气。

陆瘦燕先生善于运用五输穴、背俞穴和腹部募穴。陆瘦燕先生常引用《灵
枢·九针十二原》"原气出于四末"的论述来说明十二经络原气均由四末由浅入
深，流注于肢体躯干，上及内脏、头面，阐明了经络原气与经络、腧穴的关系。
其关系简述如下。

手足三阴经经络原气：四末—肢体躯干—内脏。

手足三阳经经络原气：四末—肢体躯干—头面。

此外，手足三阴经经络原气直入内脏，并由内脏转输于背部背俞穴，集结
于腹部募穴。而手足三阳经经络原气结于头面，经脉循行所过外，一部分经络
原气经由足三阳经之下合穴处别入内腑，然后转输于背部背俞穴，集结于腹部
募穴。

由此归纳十二经络肘膝以下的五输穴的运用规律：手足三阴经，本在四肢，
标在背部背俞穴和腹部募穴，经络原气直接作用于本脏，所以手足三阴经的五输
穴一般都能治疗本脏病。手足三阳经，本在四肢，标在头面，经络原气不直接入
于内腑，手足三阳经五输穴常用于远距离治疗头面、五官之疾患，手足三阳经部
分经络原气经下合穴别入内腑，故其下合穴、背部背俞穴、腹部募穴治疗内腑
病证。

经络原气（先天之气）均自四末向心而上，其与营卫之气（后天之气）之
十二经脉顺逆相接，手足相连，运行不息，如环无端并不一致，是针刺补泻在临
床治疗应用的理论依据。

此外，"病在阴之阴者，刺阴之荥俞"（《灵枢·寿夭刚柔》），陆瘦燕先生解
释：腹为阴，五脏在腹中，故阴中之阴，五脏病可取手足三阴经的五输穴来治

疗。又"五脏有病，取十二原"（《灵枢·九针十二原》），以狭义来讲，十二原即手足三阴经中的"原穴"，手足三阴经脉五输穴中无"原"穴，是以"俞"穴代之（以俞代原）。陆瘦燕先生认为广义上可理解为肘膝以下五输穴。

"治脏者治其俞，治腑者治其合。"（《素问·咳论》）"五脏有俞，六腑有合，循脉之分，各有所发，各随其过，则病瘳也。"（《素问·痹论》）陆瘦燕先生引用这些文摘，遵循这些处方规律，从陆瘦燕先生遗留下来的诸多病案记载中，可以从中窥察到陆瘦燕先生取穴的端倪。

三、针刺手法

陆瘦燕先生指出，每一个腧穴与人体组织器官都有一定的内在联系功能，只要用针或灸激发其功能，就能发挥其治病作用，但还不够，还必须佐以不同的补泻手法。在临床实践中，运用针刺补泻手法的疗效，一般要比不用补泻手法效果好。在治疗内脏疾病时尤为明显。陆瘦燕先生指出，一切疾病无论在脏在腑，在筋肉、皮肤或由内因外因引起，最后莫不影响经络，针灸之所以能治病，是因为它能作用于经络之气，调节阴阳，补虚泻实，疏通营卫，调节经气运行失常，使之恢复平衡，达到治疗目的。针刺补泻的运用，又和经络学说直接相关。

陆瘦燕先生引用"用针之要在知调阴阳"（《灵枢·根结》）和"凡刺之要，必通十二经脉始终"（《灵枢·本输》）来开导对针刺补泻手法原理的认识。他归纳针刺补泻手法的应用，基本上概括为"调阴阳之气"和"调营卫之气"两类：一是根据《灵枢·根结》所说的"调阴阳之气"是指经络原气的不足或有余而出现阴阳、寒热、虚实失衡的征象。施术必须以内外表里的关系为依据。针刺操作手法常以上下运动形式，即杨继洲所言"引阳入内为补，导阴外出为泻"。"推而内之是谓补，动而浅之谓之泻"（《难经·七十八难》）。具体操作手法以提插、徐疾补泻手法为主，在临床上常用于虚寒或实热的病证，以达到温阳补虚和清热泻实的治疗作用。陆瘦燕先生也用于争胜泻实的病证上，以提插或徐疾泻法，祛邪泻实。大家都乐道的"烧山火""透天凉"的针刺手法就是建立在提插补泻手法的基础上，分层次操作的复式手法。二是"调营卫之气"，针刺补泻手法是针对营卫之气循行时出现的太过（速）或不及（迟）的病理性矛盾而导致气血壅滞、经脉失疏不畅而设。大家都熟悉十二经脉周运全身，首尾相接，如环无端。"故人一呼脉动气行三寸，一吸脉亦再动，气行三寸，呼吸定息，气行六寸……凡行八百一十丈也"（《灵枢·五十营》）。明代汪机说："营卫昼夜各五十度于身，无太过，无不及，此谓平人。"此为经络营卫之气运行之常度，一旦人体因热、因寒或因外邪所阻，瘀血壅滞，而出现经气运行失常，太过或不及甚则瘀阻，而出现诸多病证，如"痹证"风寒湿邪，痹阻经脉，致经气阻滞之不通而痛，对此针灸治疗上必须用一定的针刺手法来抑制其太过，推动其不及，从而调整营卫流行或速、或迟的病理状态，恢复正常。陆瘦燕先生常用的有捻转和迎随补泻手法，运用此类手法，当知经络循行之顺逆。对捻转手法陆瘦燕先生认为《针灸问对》中的操作模式比较合理，手三阴、足三阳经脉，经气以离心形式循行，以大指向前推动为补，反之以大指向后捻动为泻。手三阳、足三阴经脉，经气以向心形式循行，则捻转补泻是以大指向后捻动为补，大指向前推动为泻。迎随补泻，是以经脉循行逆顺为依据，针刺时针尖顺向经脉循行方向为补，取其催经气上行为补（随而济之），反之针尖逆向经脉循行方向为泻（迎而夺之），节制经气运行太过。陆瘦燕先生在运用这两种补泻手法中，并非拘泥不变，而常采取多种补泻手法，综合运用，在迎随补泻中辅以捻转补泻、徐疾补泻等来加强推动经气，以散瘀祛壅，蠲痹通络。陆瘦燕先生还用按压腧穴的前或后部位，配合弩法导气，直至病所。

四、留针

得气是针刺治疗取得疗效的先决条件，也是施行针刺补泻手法的基础，要得气后再进行各类补泻手法。陆瘦燕先生在遇到一些久病、体衰的患者时，下针后反应迟钝，不易得气，陆瘦燕先生常留针候气，留针一段时间，便会有针下沉涩紧的感应，气已至矣。在施行补泻手法后留针可加强补泻手法的效果，还可以在留针过程中多次施加手法，可使每次手法综合起来，增加补泻的作用。陆瘦燕先生在做"烧山火""透天凉"治疗中，还碰到在施行治疗手法时，患者未感到热或凉的感觉，但在留针 5~15 分钟时，热或凉的反应则出现了。陆瘦燕先生提倡温针，在留针期间针柄缠以艾绒点燃，以加强温通经脉的作用。温针也是"陆氏针灸"的特色之一。

五、重视古人治疗经验

从师第一天，陆瘦燕先生就要求我学习并背诵诸多针灸歌赋，这些针灸歌赋中记载了大量古代医家的临床心得，一般是某个病证列出一二个穴位，以歌赋的形式记录，字句通顺，朗朗上口，易懂易记，是一种简捷有效的处方配穴。在陆瘦燕先生医案中也屡屡可见按歌诀取穴的针灸处方。如陆瘦燕先生在治疗一例眩晕的病案中取支正、飞扬；在治疗一例荨麻疹案中取照海、支沟消肠胃积热，通腑化浊。陆瘦燕先生在他的著作中留下许多医案，每一个医案对病因、病机、治则都有详细分析，从中可以领悟到陆瘦燕先生严谨的医疗作风。

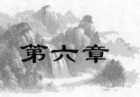

第六章　对陆氏针灸经络腧穴理论的认识

一、经络与经气

经气就是经络之气，针灸治疗中"得气""调气"的"气"就是经气。陆瘦燕先生根据《灵枢·刺节真邪》认为"真气者，所受于天，与谷气并而充身也"，并结合自己的体会，提出真气即经气。认为经气包括两方面：一是禀受于父母精气之先天原气；二是后天脾胃所获得水谷化生的营卫之气。前者是经络功能的基础，是维持经络通行气血、营运阴阳、调理虚实、处治疾病的功能力量；也是腧穴之所以通过经络的传导产生治疗作用的动力，是经络原气。后者则是营养脏腑、充实身形、维持生命活动的物质基础。虽然先天原气和后天水谷之气在构成上有所不同，但在生理上则是相辅相成、相互为根。原气必须依赖后天水谷之气的滋养、补充，才能充实不衰，否则必将消耗枯竭。脾胃也必须有原气的作用，才能化生精微物质。营卫之气若无经络原气的推动，也会出现壅滞而不行，因此原气和谷气是不可分割的一个整体。

根据十二经脉"标本"和足六经"根结"的关联，十二经脉的经络原气，由位于四肢肘膝以下四末，作用于胸腹、躯干、头面。而营卫之气则循十二经脉之始终，首尾相接，如环无端，运行不息。

二、经络之气和脏腑腧穴

根据标本、根结学说，十二经脉的本部和足六经的根部都在四肢肘膝以下，

本文作者：苏肇家、张琰。

标部和结部分别在躯干、头面，其中手足三阳经脉的标部在头面，手足三阴经脉的标部大都在各经脉所属内脏的背俞穴和腹募穴。

背俞穴是脏腑原气注输之处，腹募穴则是脏腑原气所聚之所。手足三阴经络原气除作用于循行所过之处外，自肢端还可直接作用于内脏，然后注输于背俞穴，结聚于腹募穴。手足三阳经经络原气，不深入内脏，仅能作用于头面躯干，经络循行所过之处，由通过寄于足三阳经的合穴（腑合，下合穴）处别入内腑，然后注输于背俞穴和结聚腹募穴。

三、五输穴

经络原气是经络之所以能行气血、营阴阳、调虚实、治百病的动力和功能力量。十二经络原气皆自四肢端为根为本。五输穴，即井、荥、俞（原）、经、合，是十二经脉四肢肘膝以下，自远端向上排列的五个穴位。十二经脉经络原气，分别通过五输穴上行。手足三阴经经络原气自四末上行，结于胸腹，入于内脏，并注输于背俞，聚于腹募。手足三阳经经络原气自四肢末上行止于头面，不直接进入六腑，皆自寄于足三阳经之腑合（下合穴）别入内脏。"六腑皆出于足三阳，上合于手者也"（《灵枢·本输》），所以手足三阴经经络原气和手足三阳经经络原气对脏腑的作用有所不同，手足三阴经脉肘膝以下的腧穴，均可治疗本脏的疾病。手足三阳经脉肘膝以下的腧穴不直接作用于内腑，常用于治疗头面部疾患，是三阳经的合穴（腑合）。手三阳经的下合穴（腑合）是手足三阳经经络原气进入内腑之处，统称"六腑之合"，并注输于背俞穴，聚于腹募穴。

原穴，《灵枢·九针十二原》中称"十二原者，五脏之所以禀三百六十五节气味也"，此十二原者，乃手足三阴经脉五输穴中的原穴。手足三阴经脉五输穴中无另列的原穴，而是以"俞"穴代之（以俞代原）。《灵枢》中称原穴是五脏秉受经络原气之所，是手足三阴经经络原气经此注输入于内脏的地方。原穴作为经络原气聚集深入内脏的腧穴，《灵枢》称"五脏有疾，当取之十二原""五脏有疾，应出十二原"。

四、五输穴的应用

《灵枢·邪气脏腑病形》中有"荥、俞治外经，合治内府"。《灵枢·寿夭刚柔》记载："是故内有阴阳，外有阴阳，凡内者，五脏为阴，六腑为阳，在外者，筋骨为阴，皮肤为阳，故曰病在阴之阴者，刺之荥俞，病在阳之阳者，刺阳之合。"

故可归纳出下列治疗法则，手足三阴经的五输穴（以原穴为代表）可治疗所属内脏的疾病，除此之外还可治疗循经所过处的疾患。手足三阳经的输穴主要用于治疗头面部的疾患，以及经脉循行所过处的疾患。通过寄于足三阳经的腑合（下合穴）用于治疗所属内脏的疾病。《灵枢·邪气脏腑病形》正是指此而言。

在治疗五脏疾病时，选取所属该脏经络的五输穴（以俞代原），治疗六腑疾病时，则取其位于足三阳经的腑合（下合穴）。五输穴也是常用于治疗头面、躯干疾病的远道取穴。

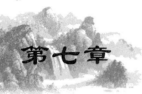

第七章　陆瘦燕先生的点点滴滴

一、烟与茶

陆瘦燕先生在门诊时，除了施针治疗外，一支烟一杯茶，常不离手。一只大茶杯中，茶叶占2/3以上。

二、糖尿病

陆瘦燕先生患有糖尿病，20世纪50年代，陆瘦燕先生是用一种叫"因素灵"的试剂（当年测试尿糖的试剂）监测尿液中的尿糖来判断控制病情好坏。每当"因素灵"将罄之时，陆瘦燕先生就让我父亲开设的药房送来。我就在八仙桥诊所打电话给药房，中午药房就把"因素灵"送来备用。

三、摄影

陆瘦燕先生喜欢摄影，1957年一次去第二军医大学途中，陆瘦燕先生拿出一台他新购的照相机给我们看，恰巧苏肇家也有该型号的相机，于是师生间就有关相机摄影的话题相谈甚欢。当天在第二军医大学，陆瘦燕先生为我们摄影多幅，现只留下两幅。

本文作者：谈月涓。

四、评弹

陆瘦燕先生酷爱评弹，苏肇家由于家缘，从小接触评弹，又一次在赴第二军医大学车中，闻谈中，陆瘦燕先生讲起评弹，苏肇家讲喜欢蒋月泉、王伯荫搭档的"玉蜻蜓"，周云端、陈希安的"珍珠塔"和张鸿声"英烈"，陆瘦燕先生也特别欣赏这三档的评弹，有了共同话题，师生谈得很开心，直抵第二军医大学，意犹未尽。

五、家具

1958 年陆瘦燕先生购得建国西路"饴园"新居，我们曾几次陪老师去选购家具，陆瘦燕先生常会在红木、柚木类款式庄重的家具前驻足观看。陆瘦燕先生偏是喜欢端庄、沉重那类的家具。

六、汗流浃背

八仙桥"陆瘦燕针灸"诊所常人满为患，尤于夏令三伏，更是高达四百号之多。陆瘦燕先生在每轮针治下来，已是汗流浃背，衣衫尽湿。陆瘦燕先生略微擦拭后，匆匆上楼，回诊室时，已换了一套干净衣衫，坐下继续看病。一个上午起码要换四五件衣衫。

七、惜惜相印

陆瘦燕先生非常尊重医务界同道，每当有医务界同道来陆瘦燕先生处求治，陆瘦燕先生一律免除挂号诊费。

八、喜获宝书

我们的入门课本——陆瘦燕先生亲编的《十四经穴图谱》在"文革"中遗失。该书当年只印刷了一千册，现在存世者恐不及十本，一直是我们心中的一个遗憾。但让人惊喜的是 2017 年工作室传承弟子庄裴华医师在"孔夫子旧书网"上觅得此书，出资购回。书页上有师尊的亲笔题字"英俊同志惠存"

及签名。英俊同志此人已无法查考，此书何以流入书肆？无从得知。感谢庄医生的馈赠，让我们获得此宝。现知"英俊同志"名为梁英俊，男，1919年生，天津人，毕业于中国人民解放军军事学院，曾任职于上海市虹口区防疫站，长期从事流行病学工作。

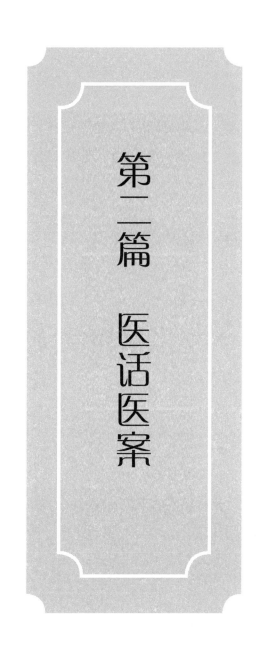

第二篇　医话医案

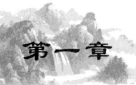

第一章　诊余医话

第一节　苏肇家谈月涓学术思想之一——
"开关调气"论

一、气血津液是构成人体脏腑经络正常生理的重要基础

气的生成：由先天原气（肾）、后天脾胃所得水谷之气和自然界空气组合而成。"天地合气，命之曰人。"（《素问·宝命全形论》）"故气者，人之根本也。"（《难经·八难》）"人之有生，全赖此气。"（《类经》）

血与津液也是由气派生而来，缘于后天所得水谷精微，经肺（宗气）的作用，行于脉管之内或布散于全身。

二、人体脏腑经络等组织器官，都是气（气机）活动的场所

气的升降出入活动是人体生命的根本，气机活动具体表现是脏腑经络之生理活动现象。"故非出入，则无以生、长、壮、老、已，非升降，则无以生长化收藏。"（《素问·六微旨要大论》）经络为气血的通道，是人体气机活动的一个重要场所，运行在经络中的谓之"经气"。《灵枢·营卫生会》认为"夫血之与气，异名同类"。《管子·水地》："水者，地之血气，如经脉之流动者也。"

本文作者：苏肇家、谈月涓。

三、经络学说是针灸治疗的基础

"陆氏针灸"奠基人陆瘦燕先生认为：经气是由先天原气（肾）和后天水谷之气（营卫之气）两个部分组成。两者虽有区别，但在生理上是相互依赖，互用互根，针灸治疗主要是作用于经气，以调和阴阳、疏通营卫来调整脏腑虚实、调整脏腑器官气机活动。

明代吴崑的《针方六集》认为"四关乃十二经别走之路，为阴阳表里交通险塞之地，在于四末，如往来之关隘，故曰四关"。杨上善的《太素·诸原所生》认为"四关，四支也"。

按陆瘦燕先生解释"四关"是指四肢肘膝以下的腧穴。四末，经络原气所发之处，根据为本为根的启示，提出"开关调气"的理念，在治疗一些疑难疾病时，除了重视经气和经络的通畅外，还关注全身脏腑经络气机活动的正常与否。经多年的探索，选取支沟、合谷、太冲、阳陵泉，合谷主升，太冲主降；支沟、阳陵泉调三焦相火之炽盛，二穴更为胁病之常用穴。胁者，肝胆分野，以疏肝利胆。四穴同用，上下呼应，相互得彰。

四、脏腑经络气机的升降出入失常，是一些疾病产生的重要原因之一

"故无不出入，无不升降，化有大小，期有远近，四者之有，而贵常守，反常则灾害至矣"（《素问·六微旨要大论》）。气机升降出入的平衡失调，会导致多种形式的病理状态出现，如气滞、气逆、气陷、气郁、气闭、气脱等，从而导致各种形式的疾病出现。生活节律失调、情志所困，是出现"气滞""气郁""气陷""气逆"等一些内科、妇科疾病常见症状原因之一。"气血冲和，万病不生。"（《丹溪心法》）在治疗这些疾病时，除选取相关脏腑经络腧穴处，常佐以"四关"穴，以取得事半功倍之效。

第二节　对面瘫的认识

面瘫指面神经麻痹，在临床上是常见病。本文仅指排除中枢性面瘫及其他因

本文作者：谈月涓、褚晓彦。

素引起的面部瘫痪，即周围性面瘫，中医学上称为"口眼㖞斜"，也称"口僻"。古代文献中早有记载，如《诸病源候论·风病诸候上》说："风邪入于足阳明，手太阳之筋……使口㖞僻。"《诸病源候论·妇人杂病诸候》也说到："偏风口㖞是体虚受风，风邪入于侠口之筋……故令口僻也。"从古人的描述来看，面瘫的致病因素有内外之分，内因是体虚而致风邪乘虚外入，即在人体抵抗力下降时，风邪能侵入手足三阳之经脉和手足三阳之经筋而致病，从而出现口角㖞斜、眼睑闭合不全、额纹消失、面颊及耳后肿痛、流涎、咀嚼时食物滞留颊里、表情呆板等一系列症状。这些症状的出现与手足三阳经和手足三阳经之经筋的分布完全吻合，皆上循头面目。但十二经络之经筋有其特点，它们是从肢体末梢部走向头面部的，虽与手三阳之经脉走向一致，上至头面，但从其面而论，远比十二经脉更广，是较浅的筋肉、筋腱、肌肉的软组织，其特点是不入内脏，但它是受十二经脉的滋养，气血的调和而活动着的，一旦劳累过度、睡眠不足、体质本虚等致病因素造成正气耗伤，经脉之气失调，就可引动经筋而病变。因此面瘫是属自动病、经脉和经筋之病，也就是肌肉、筋腱、骨骼连接部的外经病。

首先梳理一下经脉和经筋的分布，尤其必要，简略如下。

其一，手阳明大肠经：其支者，从缺盆（锁骨窝）上颈，入下齿中，还出挟口，交人中，上挟鼻孔，与足阳明胃经（同名经）在头面相接。足阳明胃经：起于鼻之交頞中，下循鼻外，上入齿中，还出挟口，却循颐后下廉，循颊车到耳前，循发际至额颅。手阳明之经筋：其直行上颈，其分支前向面颊，结于鼻旁，上行走手太阳经筋之前方，上额角结头部，下对侧下颌。足阳明之经筋：结于缺盆，上颊，到挟口旁会合于鼻旁，下方结于鼻部，上方合于足太阳经，其支者，从面颊结于耳前，阳明为目下纲（下眼睑）。

其二，手太阳小肠经：其分支，从缺盆循颈，上颊，到目锐眦，入耳中，又一分支，别循颊，上䫏（指颧骨），抵鼻，交目内眦，与足太阳膀胱经相接于头面部。足太阳膀胱经：起于目内眦，上额交巅，其支者，从巅至耳上角。手太阳之经筋：其分支走腋后上绕肩胛，沿颈结于耳后乳突，分支进入耳中，直行出耳上角，向下结于下颌，上方结于目外眦。足太阳之经筋：其支者，结于舌根，直行者结于枕骨，上行头顶，下额结于鼻部。其分支，结于目，向下结于鼻旁，上方结于完骨（乳突），又一分支出来，斜上结于鼻。太阳为目上纲（上眼睑）。

其三，手少阳三焦经：其分支，从膻中上出缺盆，上项到耳后，至耳上角，然后下颊到目锐眦，与足少阳胆经相接于头面部。足少阳胆经：其支者，从耳后入耳中，循耳前至目锐眦，又一分支，别目锐眦合手少阳，下颈，合缺盆，下胸中，络肝。手少阳之经筋：上肩走颈，会和于手太阳小肠经之经筋，其支者，当下颌骨部进入舌根，其一支上下颌骨，沿耳前上经额部，结于额骨，属目外眦。足少阳之经筋：耳后，至额角，上巅，及颔至鼻旁，至目外眦，为目外维。

从上面简略的经脉（手足三阳）和经筋（手足三阳）的循行可发现其共同点，均走向头面，它们到达头角、面颊、鼻及目系后，阳明在前络头面，少阳在侧走耳后，太阳在后及耳前，结于枕，这些经筋的头面分布远比经脉广，经筋是经脉的外围组织，是经脉的浅层分布，是受经脉的滋养、气血的畅通而带动着的。我深刻体会到在几千年前缺乏现代解剖知识的情况下，能总结出一套朴素而理性的经脉和筋经的论述，实属可贵。为了古为今用，西为中用，也有必要复习一下现代医学对面神经的解剖分布情况。面神经其解剖由脑桥尾部的面神经核发出纤维，先向后绕过外展神经核再向前行，经脑桥下缘的听神经穿出，再继续穿越蛛网膜下腔，在听神经之上，直上耳内孔，再穿过面神经管，在管内先向外行，再向下行，转弯处横过膝神经节，最后出茎乳孔，支配面神经、表情肌及耳后颈阔肌，再支配面上部各肌如额肌、皱纹肌的活动（神经元活动）。可知，古人对经脉和经筋的论述与现代解剖结构极为相似，医生能掌握两套中西医的病因病机及生理、解剖知识非常必要，对治疗极有帮助，有待相互探讨。

对面瘫的治疗，古人也记载了许多，如《百症赋》上讲："颊车地仓正口㖞于片刻。"《玉龙歌》上说："口眼㖞斜最可嗟，地仓妙穴连颊车。"明代张介宾《类经图翼》："颊车主治偏风，口眼㖞斜，左病右治，右病左治，下关主治偏风，口眼㖞斜……"《图书集成医部全录·风门》："口眼㖞斜，地仓刺入二分沿面斜向颊车一寸半，留十呼，泻之。"古人对面瘫记载颇多，以手足三阳经为主，而以阳明经为多，阳明之脉上头目后绕颜面一周，阳明为多气多血之经脉，气血之大原，五脏六腑之海，诸润宗筋，主束骨而利关节也，调整阳明及手足三阳之经气，起到依脉引经气的作用。杨上善指出："脉引经气，使受风寒之经筋得其滋养而瘥。"古人的经验传承至今，当今依然使用，在临床上，治疗面瘫基本以阳明经为主，辅以三阳经为原则，经筋之病，逢寒则急，热则纵缓，也就是说。受寒后目纲上下筋拘急，故目不合。面颊受寒筋引及健侧，故口僻。临床上取下关、风池、地仓、颊车、合谷为常用之穴，佐以攒竹、阳白、太阳、四白、口禾髎，交替施针，以温针祛壅滞之邪，经气协调，气血通畅，经筋的滋养有权，肌肉复康也。手法平补平泻辨证施治。

面瘫属常见病，患者得病后，往往求医心切，到处投医，过急治疗，反适得其反。发病后一周内为最佳治疗时机，但初发之时3天内，尽量休息，在风邪侵袭之时，让其休息为要，风邪平息后则以针"顺水推舟"之法效显，这是个人的观点和见解，但这一设想往往难于实现，需要建立在患者完全信任医者的基础上方会接受。面瘫的治疗不宜多种，疗法之多带来的疗效并不理想，过度治疗可能会造成"倒错"。因此，在治疗面瘫时，必须考虑治本，标本兼顾，从整体出发，扶正祛邪十分必要，这是治病必求其本的法则。

第三节　复视的临证经验

复视是由于支配眼球活动的肌肉动作不协调所致，看物体出现双影，可伴有眼球活动障碍，或眼球位置偏斜、视物模糊、眩晕、恶心呕吐等症状。动眼、滑车、外展三条颅神经对眼球活动起着主要支配作用。正常眼球运动是双眼协同联合运动。观看外界物体时，影像投射在双眼视网膜相应的同一区域，故正常看到的物体是一单像。

复视的发生大都与外眼肌肉收缩不均或麻痹引起，支配眼球活动的六条肌肉中，只要有一条出现异常，都会导致双眼活动不协调，在观看外界物体时，物体的影像投射在双眼视网膜不同区域，各自成像。在分别单眼看物体时，各是单像，但影像位置不同，故双眼同时看时，就有两个不同位置的影像，出现复视，视一为二。由于眼肌是由颅神经控制，并受脑干联合运动中枢的影响，当颅神经或颅内病变时，如先天性、感染性、外伤性、占位性等原因，都会出现视一为二的复视症状。另外，晶状体悬挂韧带受损，使晶状体位置不稳，也是出现复视的常见原因。

中医古代文献《黄帝内经》《诸病源候论》《审视瑶函》《金匮启钥》《张氏医通》等书籍中都有"视一为二"的症状描述和"视歧""目妄视""风牵偏视"的病名。这些病名均归属于西医"复视"的范畴。

一、中医病因病机

1. 风邪阻络

卫外不固，外邪乘虚而入，阻于经络，目络失荣；风阳内煽，上扰目络，均可出现风牵偏视。

2. 气血虚损

劳神太过，耗伤气血，目络失养，出现视歧。

本文作者：苏肇家。

3. 肝肾不足

高年之体或体质素弱，肝肾二虚，目者肝之窍，肝受血荣而得视，今肝虚血亏，目系失荣。

4. 脉络受损

因外伤，目络受损，而致眼球转动障碍，晶状体位置不稳。

目系，根据《灵枢·大惑论》解释是包括了眼球、视神经（入于脑）、经络（血管、肌肉）等组织。目系经络（目络）包括经脉、络脉、经筋和部分眼球组织。

二、辨证论治

"陆氏针灸"在治病时遵循辨证论治的法则，通过四诊八纲来辨识病因病机，以经络学说为依据，结合脏腑阴阳气血之盛衰，辨证、辨经施治，标本兼顾。

根据陆瘦燕先生有关经气的论述：十二经络原气，始于四末，分别循经上行至胸腹入于内脏，或上抵头面五官。根据经络原气的行径和十二经络循行分布，手太阳、手少阳、足太阳、足少阳经络有的始于目、交接于目，或分布在眼睛周围；足太阳、手太阳的标结部都系结在目。十二经脉中，手少阴、足厥阴虽外行经络不及眼部，但其内行支分别"从颅颡连目系""上挟咽系目系"，也与眼睛相通。

我们在针灸治疗复视时，根据不同的病况，选取上述相应经络的腧穴，如太阳、睛明、瞳子髎、头维、头临泣、风池、天柱、玉枕、合谷、养老、中渚、支沟、光明、足临泣、侠溪等，按经脉循行分布，标本根结联系，远近结合，上下呼应。临近取穴，以疏通眼睛周围，使目系经络得以通畅；远端取穴（本根）以催送经络原气，上达目系，使之得以濡养，恢复生机。

目为肝窍，《素问·五脏生成》中记载有"肝受血而能视"。《灵枢·大惑论》："五脏六腑之精气皆上注于目而为精。"并称目为"精之窠"（后世眼科发展为"五轮八纲"）。肝之藏血有赖于全身脏腑的协同，肾者精之本，肝肾同源，精血同源，脾胃饮食所得生化之源。选取与疾病有关脏腑经络的背俞穴、腹募穴、五输穴，如肝俞、脾俞、中脘、足三里、太冲、太溪等，调理脏腑虚实、阴阳失衡，改善脏腑功能，使之气血充沛，目系得荣，表里兼治，以取得更好疗效。

三、结语

在诊疗工作中我们遇到了多例复视患者，其中有颅外伤、小脑脑干梗死、动眼神经麻痹、外展神经麻痹等，这些患者的症状中都有复视。眼睛的主要功能是视物，复视一症，并非是眼睛视觉丧失，而是双眼肌肉不能联合协同运动所致，故根据经络学说来分析复视的性质和病变部位（定性、定位）则可归纳为经脉病（定性），病变部位主要在目系经络（定位）。

针灸治疗时，按十二经络的循行分布和十二经络标本根结的联系，辨经取穴。

重要的是"调经气"，经气是经络功能的动力，或针或灸作用于腧穴，调整经气，并通过经络的传导，传递到全身各处，调整全身器官功能，治愈疾病。在治疗复视过程中，应重视审证求因、重视辨证论治、重视标本兼顾，根据经络学说，辨经取穴，通过针或灸调整经气，使经气得以畅通、目络得以濡养，从而达到治疗目的。

第四节　针灸治疗高血压病临床研究

1990年3月起在上海市杨浦区控江医院高血压病专科门诊进行随机抽样双盲对比，用针刺疗法观察60例高血压患者针刺治疗前后血压变化。

一、临床资料

（1）入选后停服各种降压药物，服安慰剂（由上海市高血压研究所供应）2周。复测血压应符合世界卫生组织1978年使用的高血压诊断标准者。

（2）观察组60例，男33例，女27例，年龄56~78岁，平均年龄67岁。病程5~27年。52例并发脑卒中［30例缺血性脑卒中，22例出血性脑卒中经电子计算机断层扫描（CT）证实］8例无并发症。

（3）对照组30例，男17例，女13例，年龄51~80岁，平均年龄65.5岁，病程3~30年，30例并发脑卒中后遗症［24例缺血性，6例出血性，经电子计算机断层扫描（CT）证实］。

本文作者：苏肇家。

上述患者经眼底、心电图、胸部 X 线片、肾功能、血脂（胆固醇、甘油三酯、高密度脂蛋白）等检查。

二、方法

（一）治疗方法

1. 测量血压

观察组和对照组相同，即针刺前在安静状态下休息 20 分钟，平卧位右臂肱动脉血压连测 2 次，每次间隔 3 分钟，取平均血压为针刺前的血压数。针刺后休息 5~10 分钟，平卧位右臂肱动脉血压连测 2 次，每次间隔 3 分钟，取平均血压为针刺后的血压数（血压计由上海市高血压研究所提供），测量血压和针刺治疗分别由两人担任，医患之间建立双盲。

2. 配方选穴

观察组选取双侧复溜、太溪、足三里、太冲。对照组以康复治疗改善症状为目的取如肩髃、曲池、合谷、内膝眼、外膝眼、阳陵泉、环跳等。

（二）观察方法

参照全国规定高血压病疗效评定参考标准，分显效、有效、好转和无效，我们以观察血压瞬时变化为主。

显效：收缩压下降≥22.5mmHg，舒张压下降≥11.25mmHg；有效：收缩压下降≥15mmHg，舒张压下降≥7.5mmHg；好转：收缩压下降≥15mmHg 或舒张压下降≥7.5mmHg，仅一项者；无效：收缩压下降<15mmHg，舒张压下降<7.5mmHg。

三、结果

60 例观察组针刺前平均收缩压和舒张压分别为（174.61±2.93）mmHg 和（98.78±1.20）mmHg，针刺后平均收缩压和舒张压分别为（150.84±11.33）mmHg 和（84.98±0.75）mmHg，两者分别下降（23.78±7.73）mmHg 和（13.80±6.23）mmHg，经统计学处理 $P<0.01$ 和 $P<0.05$。心率基本不变。疗效分布：观察组 60 例显效 17 例（28.4%），有效 20 例（33.3%），好转 12 例（20%），无效 11 例（18.3%），总有效率 81.6%；对照组 30 例显效 2 例

（6.7%），有效 4 例（13.3%），好转 4 例（13.3%），无效 20 例（66.7%），总有效率 33.3%。二组经统计学比较有显著差异（$P<0.001$）。

四、讨论

中医学认为高血压主要是肝肾不足、水亏木旺、虚阳亢盛所致。本组所取四穴：复溜、太溪，属足少阴经可补益肾阴、滋水涵木；足三里是常用保健穴，可防止虚阳上亢，与足厥阴经的太冲穴相配起平肝降逆作用。四穴配伍滋水降火，平肝潜阳，从而控制血压。

本组 60 例平均年龄>65 岁，属老年人高血压，现代医学治疗主要是改善血管壁顺应性，以此推理针刺穴位后可能有改变血管壁功能的作用。高血压是一种多因子综合征，24h 动态血压仪观察血压昼夜节律，发现血压易受外界因素影响，如气候、生活习惯、情绪、体力、药物、体位等，本组剔除药物、体位、情绪因素，观察针刺前后瞬时血压变化，较真实地反映了针刺对血压的调节作用。

第五节　祖国医学对坐骨神经痛的认识和针灸治疗

坐骨神经痛是针灸临床上的常见病，疗效也较为满意，中医学文献中对其症状等也早有记载。现拟就中医学理论对本病病因病机、病位及针灸治疗等试做探讨。

一、病因病机

坐骨神经痛是以沿坐骨神经通路出现放射性疼痛而得名。坐骨神经痛为西医病名，归属中医学"痹证""腰痛"范畴。《素问·痹论》曰："风寒湿三气杂至合而为痹也。"《灵枢·周痹》中有"周痹者，在于血脉之中，随脉以上，随脉以下，不能左右，各当其所……"，指患者汗出受风，久居湿地或涉水淋雨等致外邪乘之侵入经脉，致经脉气血痹阻不通而痛。《诸病源候论·虚劳髀枢痛候》："肾主腰脚，肾虚弱则为风邪所乘，风冷客于髀枢之间，故痛也。"又《诸病源候论·腰脚疼痛候》："肾气不足，受风邪之所为也。劳伤则肾虚，虚则受于风

本文作者：苏肇家、陈超。

冷，风冷与真气交争，故腰脚痛。"说明本病常与肾虚有关。《素问·痹论》曰："痹……在于筋则屈不伸。"《灵枢·经络》曰："肝者，筋之合也……故肝失荣则筋急。"指出筋与肝的关系。年老体弱，患病日久或劳欲过度，致肝肾亏虚，精血不足，腰部筋脉失去濡养。故见腰及下肢疼痛绵绵、肌肉瘦消等症。精血同源，肝肾同源。肝需肾精补养，当肾精亏虚时，则肝失补养，筋失荣养，风寒湿邪易伤筋，致筋脉拘急挛痛。又因肾精气亏损，肾阳亏虚，卫外不固，风寒湿三邪乘虚内袭，凝阻经气，不通则痛。"至虚之外便是客邪之所"，由此可见风寒湿为本病外因，而肝肾亏虚为内在的因素。

就上述文献表述，本病多与腰痛有关，拟举针灸治疗 146 例坐骨神经痛临床资料，试做分析。在这 146 例中男性 90 例，女性 56 例。年龄最小 28 岁，最大 73 岁。这些病例临床上都有沿坐骨神经通路出现放射性疼痛这一主要症状，直腿抬高试验阳性，沿坐骨神经通路有压痛点。其中腰椎间盘突出症、腰椎增生性骨关节炎、椎管狭窄等引起者，均经摄腰椎 X 线片或腰椎 CT 证实。按其病因分类，见表 1-1。

表 1-1 146 例患者西医诊断分类

	例数（例）	百分比（%）
腰椎间盘突出症	33	22.6
腰椎增生性骨关节炎	68	46.5
腰臀软组织劳损	43	29.5
椎管狭窄	2	1.4
	146	100.0

由上表可知腰椎间盘突出症、腰椎增生性骨关节炎、腰臀软组织劳损（梨状肌劳损、髂腰韧带损伤等）所引起的坐骨神经痛占 90% 以上。而这些疾病在出现坐骨神经痛症状之前常先有腰痛，以后下引腿足。故中医学把"腰脚痛"列在腰痛范围之内，认为其乃腰痛之继发症而不另列门类是有充分根据的。

对腰痛来说，《证治准绳》认为"有风、有湿、有寒、有热、有挫闪、有瘀血、有滞气、有痰积皆标也，肾虚是其本也"。这着重指出腰痛虽可由多种原因引起，然肾虚是其本，腰脚痛也不例外。

《素问·上古天真论》说女子五七、男子五八以后，随着年龄增长，肾的精气渐衰。故以肾虚而言，年龄增长是个重要因素。146 例患者的年龄分布见表 1-2。

表 1-2　146 例患者年龄分布

年龄（岁）	例数（例）	百分比（％）
28～40	15	10.3
41～50	52	35.6
51～60	57	39.0
61～73	22	15.1
	146	100.0

由上可知，本病的发病与年龄有着一定的关系。146 例中 41～73 岁者占 89.7%，而 41～60 岁者又为其中的 74.6%。61 岁以上患者又呈下降趋势，这可能与退休、劳动强度的减轻等因素有关。

在 146 例坐骨神经痛临床资料中，腰椎增生性骨关节炎、腰椎间盘突出症者占较大比例。现再对这两者的病机和肾虚的关系，试做剖析。

腰椎增生性骨关节炎是中年以后发生的一种慢性退行性病变。年龄越大，椎体受压迫、磨损时间越长，随年龄增加的老年性骨质疏松改变均可使骨质变弱。骨质增生是人体骨组织的代偿产物，是对脊柱的保护性加强，但增生的骨组织又常成为一个病理因素，引起病痛。中医学认为，年龄的增长是肾气渐衰的自然过程。肾者藏精，主骨生髓，髓居骨中滋养骨骼。今肾气虚衰，生髓功能不足，是造成骨质变弱的主要原因。

腰椎间盘突出症主要由于年龄增长，椎间盘所含的水分减少，椎间盘发生退行性改变。此外，经常持续负重，长期积累劳损，也可促使椎间盘发生退行性改变，使椎间盘纤维环本身出现了内在的缺陷。在这样的病理基础上，一旦用力举重、挫闪，甚至轻微外伤即可发生纤维环破裂而发生椎间盘突出，引起坐骨神经痛。中医学认为，随着年龄增长，肾的精气渐衰，加之《诸病源候论》所讲的"劳损则肾虚"，长期积累劳损，均可使肾的精气虚衰，生精化髓功能不足是引起椎间盘退行性变化，出现内在缺陷的根本原因。

可见，肾虚是引起腰脚痛之本。再从经络论之，肾与督脉、足少阴经、足太阳经关系较密。盖肾主腰脊，与膀胱互为表里，足少阴经贯脊属肾络膀胱。足太阳经循肩膊内挟脊抵腰中，入循膂络肾属膀胱。《素问·骨空论》："督脉者……别绕臀至少阴，与巨阳中络者合，络少阴上股内后廉，贯脊属肾，与太阳起于目内眦……侠脊抵腰中，循膂络肾。"这三条经络都与肾相通。是故肾虚当为脏病，为病之本。足太阳经、足少阴经、督脉因肾虚而为邪气所袭而病，经气不通，不通则痛，是为病之标。《诸病源候论》中说："肾主腰脚，其经贯肾络脊""夫劳伤之人，肾气虚损""肾气不足受风冷所为也，风冷与真气交争故腰脚痛"。以上概括地说明了本病的病因病机。

二、病位

坐骨神经是人体最粗大的神经，起始于腰骶部的脊髓，经过股骨大转子与坐骨结节之间，沿股后侧下行至腘窝，分为胫神经和腓总神经，前者沿小腿后侧下行至足底，后者行于小腿前外侧。此循行路线正为足太阳经、足少阳经分布区。《景岳全书》说："腰为肾府，肾与膀胱为表里。故在经属太阳，在脏则属肾气。"《针灸集成》也说："腰背痛者……脏病不离其处，腑病居处无常。"盖肾居腰中，腰为肾之府，故腰痛在脏者属肾，其症不离肾府所在之处。肾之腑为膀胱，属足太阳经。足太阳经从腰中挟脊贯臀入腘中……以下贯腨内，出外踝后，循京骨至小趾外侧。其"是动则病"时"腰似折，髀不可以曲，腘如结，腨如裂"。故腑病时除了腰痛外，当脉所过处均可出现"居处无常"的疼痛。故此病在经，在足太阳经。

坐骨神经与足太阳经除有相似的循行路线外，还具有相似的生理功能：坐骨神经属于脊神经，其中含有运动纤维和感觉纤维，即具有支配下肢运动和感觉的功能，特别是下肢外侧肌群及小腿前外侧肌群主要受坐骨神经支配。足太阳经具有运行气血的功能，下肢后侧的组织主要靠足太阳经运行的气血进行濡养，这样才能发挥正常的运动和感觉功能。另外，其可传导感应，将人体在受到某种刺激时的感应沿经络传导到其他部位。

三、针灸治疗

综上分析，坐骨神经痛为一经脉病，标在足太阳经而本在肾虚。故在治疗上除了疏经通络、蠲邪宣痹之外，还当治本——补肾。在针灸治疗本病时选取足太阳经腧穴为主，辅以足少阳经及督脉穴位，如秩边、委中、飞扬、昆仑、肾俞、关元俞、环跳、腰阳关、腰俞等。

中医针灸治疗该病的临床实践历史悠久，早在《黄帝内经》中就专列《刺腰痛论》一篇，对不同经络受病后所出现的腰痛特点、针刺方法、针刺部位进行了全面论述，为腰痛的针刺治疗树立了理论规范。现就所选治该病穴位的文献出处简述如下。

秩边：《针灸大成》中概括秩边主"腰痛"。

委中：《四总穴歌》有"腰背委中求"一句，使得委中可以治疗腰痛为广大临床医生所熟知。《素问·刺疟》认为"足太阳之疟，令人腰痛头重，寒从背起，先寒后热……刺腘中出血"，可见委中治疗腰痛以疟疾寒热兼见腰痛为主；至《针灸大成》，"马丹阳天星十二穴"委中主治"腰痛不能举，沉沉引脊梁"，《玉龙歌》有"更有委中之一穴，腰间诸疾任君攻"，《灵光赋》有"五般腰痛委中安"，委中主治的腰痛范围被扩大，但总以实证腰痛的刺血疗法为主。

飞扬：《针灸甲乙经·卷十·阳受病发风第二》认为"腰痛，颈项痛……飞扬主之"。

昆仑：《针灸甲乙经·卷七·阴阳相移发三疟第五》认为"疟，多汗，腰痛不能俯仰，目如脱，项如拔，昆仑主之"。

肾俞：《针灸大成·胜玉歌》中"肾败腰疼小便频，督脉两旁肾俞除"。

环跳：《针灸大成》概括环跳穴主"腰痛、腰脚痛"等。

腰俞：《玉龙歌》中"肾弱腰痛不可当，施为行止甚非常，若知腰俞二穴处，艾火频加体自康"；《针灸大成》归纳其主"腰脊痛不得俯仰""腰背强直，不能动侧"，故腰俞适合腰痛与强直并见的腰痛。

至于手法，秩边、委中、飞扬等穴用紧提慢按泻法，祛邪散瘀，疏经通络，蠲痹止痛；昆仑用捻转补法以调畅经气；对肾俞、关元俞二穴用紧按慢提补法，补肾健腰；同时取阳关、腰俞二穴通调督脉，这样标本兼治，取得较好疗效。

第六节　老年性阴道炎临床研究

老年性阴道炎，属于妇科杂病"阴痒""带下"的范畴，好发于绝经期后妇女，为妇科常见病。笔者于 1988 年 5 月至 1989 年 5 月间，用针灸治疗老年性阴道炎 18 例，取得良好效果。

一、一般资料

18 例患者均是绝经后妇女，经妇科检查确诊为"老年性阴道炎"，并有多次发作史。年龄最小 54 岁，最大 82 岁。其中 9 例有腰酸症状，4 例伴带下，1 例有子宫脱垂史，1 例有糖尿病史。

本文作者：苏肇家。

二、治疗方法

针灸取穴以关元、中极、曲泉、太冲、阴陵泉、三阴交、肾俞等穴位为主。开始每天治疗 1 次，连续 3 天，以后间日治疗 1 次。

三、治疗效果

经针灸治疗后，13 例患者都取得良好疗效。一般经 7 次治疗后即可见阴部瘙痒、灼痛等症状明显好转，腰酸、带下症状亦有好转。疗程最短者 8 次，最长者 15 次。

四、讨论

女子绝经期后，肾精虚损，冲任脉衰少，天癸枯竭，地道不通，使阴部肌肤失荣，阴道黏膜萎缩，而致抗病能力减弱，易为病邪侵淫而病。

冲脉任脉，同起胞中，出会阴之间，足厥阴经，起于足大趾丛毛之间，沿胫内后廉上行，循阴股入毛中，绕阴器。冲脉下行经脉在足大趾间在太冲处与足厥阴经相会合，故《素问》又称冲脉为太冲脉。这说明冲脉、任脉、足厥阴经之间有着密切的联系，均都与阴部相关。故笔者在治疗上选取这三条经脉穴位为主。笔者认为选用合理的刺法，对疗效会起到事半功倍的作用。在治疗该病时，关元、中极二穴用紧按慢提补法（务求针感下抵阴部），以调补冲任。曲泉、太冲二穴，以迎随结合捻转补法，随而济之，推助经气，使达病所。通过治疗，使阴部气血条达，营卫调和，改善阴部抗病能力。补肾俞以补益肾精；泻三阴交，补阴陵泉，以健脾化湿，清热救阴，标本兼治，达到治疗目的。

第七节　妇科杂病临证经验

妇科疾病广而杂，是女子所特有的，属中医学"妇科""女科"范畴。常见有月经不调、痛经、崩漏、带下病、不孕、更年期综合征等疾患。笔者在工作室曾遇到多例，治有验效，记述如下。

本文作者：谈月涓、褚晓彦。

一、月经失调

案. 王某，女性，27 岁，未婚，2015 年 10 月初诊。

病史由其母代述，患者素来月经推迟，经常两月一行，并且量少色褐，有时仅见少量咖啡色经水。近半年患者月事未行，情绪不畅，多思多虑，寡言少语，嗜睡，不思饮食，大便干结，胸闷，喉中有异物感，口疮频发。追问病史发现患者近期有失恋史。现患者服用抗焦虑药物中。刻诊：患者体胖，神疲懒言，舌淡胖中有裂纹，舌苔薄白，左关脉弦细，右手脉沉。分析患者病情，盖患者情志怫郁，气机失疏，气滞血瘀致使冲任失调，所以月经不能如期而至。肝旺脾虚，内蕴痰湿故见神疲懒言，属梅核气。郁而化火见大便干燥，口疮。该病病位在肝、脾、冲任二脉。治以疏肝解郁，健脾化痰，通调冲任为主。

取穴：膻中、期门、合谷、太冲、内关、公孙、关元、中极、足三里、三阴交、中脘、肝俞、脾俞、肾俞、心俞，交替施针。

针刺 3 次后月经来潮，精神较前振作。嘱患者之后于月经来潮前一周前来治疗，一周 2 次。经半年治疗后，患者月事每月一行，量正常，心情较前舒畅，愿意主动与人交谈，能控制情绪，现可参加社区志愿者活动。

二、更年期综合征

案. 许某，女性，50 岁，2015 年 7 月初诊。

患者主诉失眠多时，超过半年。患者有胸闷，嗳气，两侧胁痛，头晕，咽痒，口干不欲饮，喉中有异物感（有慢性咽炎史），胃纳不馨，周身不适，莫名难过，依赖安眠药物入睡。患者已绝经，有糖尿病史。刻诊：神疲倦怠，面色欠华，舌淡苔少，脉弦细。分析患者病情，患者更年期，肾精渐虚，天癸已竭，冲任脉衰，心肝两虚，致使气机失畅，心神失养。治以养心安神，调补肝脾，疏肝理气。

取穴：膻中、中脘、期门、合谷、太冲、神门、太溪、三阴交、足三里、公孙、内关、心俞、肝俞、肾俞，交替施针。

经一阶段治疗后，患者夜寐已宁，诸症均除。一年后随访，亦未见复发。

三、不孕症

案. 李某，女性，31 岁，已婚，2016 年 7 月初诊。

患者主诉结婚6年未孕。患者月事正常，经量一般，无痛经。夫妻双方均经专科检查，一切正常，曾多次试管受孕均失败告终。时有腰酸，腰膝怕冷，二便调。刻诊：面色少华，舌淡苔薄白，脉濡。分析患者病情，首先有双方家长抱孙心切，不时催促，患者急于怀孕而不得造成精神压力。其次，四诊合参可见患者体虚，有肝肾不足，宫寒。孕乃谷种，胞如土壤，胞宫虚寒，土壤不宜，焉能受孕？

取穴：关元、中极、肾俞、下髎、次髎、足三里、三阴交，每两穴一组，每次取两组腧穴隔姜灸7壮。并嘱患者在家用艾条温灸，每天取四穴，各灸5分钟。同时辅以开导，怀孕为自然过程，与生理、心理两者均密切相关，求之愈急，则反为其误，应放松心态，不以受孕而为之，以解除思想顾虑。

经半年治疗，2017年春获喜讯，已自然受孕，胎气正常，8个月后生产。

在多年的临床实践总结中，笔者深觉经络学说在治疗妇科疾病时的重要性。与妇科疾病密切相关的首取冲任二脉，二脉同起于胞宫，冲脉为血海，又为十二经脉之海，任脉为阴脉之海，而与妇科相关疾病脏腑主要为肝、脾、肾，总体也与人体之先天精气与后天水谷精微总和而来的精与气相关。肾藏精，肝司疏泄，亦有"八脉隶乎肝肾"之说。故在治疗中，常常运用到八脉交会穴，俞募配穴，以及肝、脾、肾三经之穴位。此外，七情刺激也常常影响女子的生理功能、七情所伤、情志郁结、关乎肝脾，也使气血运行受阻，而导致月经不调，痛经，不孕等疾病，因此在治疗时也勿忘调节气机，选些疏肝理气之穴位。

此外，"治病先治心"，医者当善于与患者交流，对患者的精神心理状态要有所观察，有助于辨证论治；另外，如予以疏导鼓励，可解除患者心理阴翳，往往能事半功倍。

上述3例，患者除妇科症状之外，都存在一些情志、心理问题，无论是情绪引起的疾病或是因疾病造成的心理障碍，除了针灸治疗之外，谈心、关怀及精神疏导，尤其是第3例不孕患者，按照现代医学的观点，精神压力引起脑垂体前叶功能紊乱，影响了下丘脑—垂体—性腺轴的内分泌功能，引起了子宫的内环境改变，影响受孕。清代王孟英更是讲得透彻："子不可以强求也，求子之心愈切，而得之愈难。天地无心而成化，乃不期然而然之事，非可以智力为者。"患者在解除精神压力后，通过针灸调整经气，温胃暖宫，终于受孕怀胎。

以上总结了笔者在治疗妇科杂病中的一些经验，笔者希望这些经验有助于年轻医生的临床工作，使更多患者能够受益。

第八节　奇经八脉与女子经胎

奇经八脉是经络学说中的重要一环，此八脉不拘于经，不内连脏腑，无表里相配，不同于十二经脉，其循行别道奇行，故称"奇经"。元代滑伯仁解释"奇经盖络脉之满溢而为之者"，《难经·二十七难》："此络脉者溢满，诸经不能复拘也。"奇经八脉既有经的特点，又有络的特征，对十二正经起着联络和蓄积正经经气的作用。

《素问·缪刺论》："今邪客于皮毛，入舍于孙络，留而不去，闭塞不通，不得入于经，流溢于大络，而生奇病也。"《灵枢·血络论》："黄帝曰：愿闻其奇邪而不在经者。岐伯曰：血络是也。"王冰注"病在血络者是谓奇邪"，《黄帝内经》《难经》有谓"此络者""血络""大络""奇病"。清代叶天士把它们联系起来，在《临证指南医案》中指出："是初为气结在经，久则血伤入络""久发频发之恙，必伤及络。络乃聚血之所，久病必瘀闭"，可见奇经之病均为较深层的络脉为病，这与奇经八脉具有络的特征相符，而"奇病"也多为"宿病"，故临床上的一些慢性病、反复发作的顽疾，都可根据奇经八脉理论来解释和辨证。

经胎是女子重要的生理活动，主要脏器在胞宫（子宫），其位于小腹，膀胱之后，直肠之前，是女子特有的器官，呈现了女子的生理特点。"胞宫"在《黄帝内经》里归为"奇恒之腑"，它在生理病理上都与奇经八脉有关，奇经八脉中，冲、任、督、带四脉尤为重要。

冲脉"起于胞中"，从少腹出足阳明经，与足少阴经侠脐上行，至胸中而散。明代张景岳言"其上自头，下自足，后自背，前至腹，内至奚谷，外至肌肉，阴阳表里无所不涉"，是脏腑经络一身气血聚会之处，故《黄帝内经》称之为"十二经脉之海""五脏六腑之海"。冲脉精血充盛，才能使胞宫经水，按时而下。

任脉"起于胞中"，入中极而下，上行腹里，至咽喉，上颐面入目，与足厥阴经交会于"曲骨"，与足太阴经交会于"中极"，与足少阴经交会于"关元"。任脉总任一身之阴，故称"阴经之海"，任主胞胎，"任"有妊娠之义。

督脉"起于胞中"，始于脐下动气，下出会阴，沿脊上行，至颈入脑，经

本文作者：苏肇家、谈月涓、庄裴华。

巅、额、鼻、唇入龈，交于任脉。督脉统督诸阳，为"阳脉之海"，《素问·骨空论》："此患者……其女子不孕。"

带脉，起于季肋，斜下缠腰一周。横行之带脉与纵行之冲、任、督三脉交会。带脉主要功能"约束诸经，不致妄行"，一旦带脉失于约束，可以现出现女子月事紊乱、崩漏、带下、男子遗精等。

《素问·上古天真论》："女子二七，而天癸至，任脉通，太冲脉盛，月事以时下，故有子。"王冰注："冲任二脉皆奇经也，肾之全盛，冲任流通，经血渐盈，应时而下。冲为血海，任主胞胎，两者相资，故能有子。"金代张子和有云："冲任督同起而异行，一源三岐，皆络于带脉。"又"十二经与奇经八脉，皆上下流动，唯带脉起于少腹之侧，季肋之下，环身一周，络腰而过，如束带状，而冲任二脉，循腹胁，挟脐旁，流注于气冲，属带脉，络于督脉"。可见冲任督带，虽各自循行，但它们又紧密联系。冲脉、任脉、督脉三者均起于胞中，冲脉是血海，任主胞胎，冲脉旺盛，任脉通畅，使胞宫产生月经和受孕的能力。三脉同起而异行，皆络于环身一周之带脉，皆受带脉的约束。冲、任、督、带四脉相互联系、相互影响构成一个有机的系统，和女子的月经、生育有着直接的关系。

另外，五脏对气血的运行也有调控作用。心主血脉；肝藏血；脾统血；肾主二阴，天癸之根本；肺主一身之气，气行则血行，血行之正常，也有赖宗气的推动、肺的输布。五脏功能正常，则血脉通畅，血海才能盈满，月事按时以下，起到受孕、育胎的功能。而脏腑对气血的调节作用，又通过奇经八脉来作用于胞宫。《素问·评热病论》："月事不来者，胞脉闭也。胞脉者，属心而络于胞中，今气上迫肺，心气不得下通，故月事不来也。"《简明中医辞典》："胞脉者，指分布在胞宫上的络脉，主要为冲脉任脉。"冲、任、督、带四脉上连十二经脉而与脏腑相通，从而把胞宫与脏腑、经脉联系起来，储十二经之气血，构成人体气血的蓄水池，维护胞宫的生理功能，统辖女子经胎的正常运作。

下面例举临证上运用奇经八脉理论的3则验案。

案1. 王某，女性，22岁，已婚，2017年10月初诊。

三年前育有一子，产后月事失调，常二三月当行，曾行人工周期治疗，因反应大而未能继续，经行时，经量一般，色艳，三四日而净，素有腰痛、神困易倦、嗜睡，心烦易躁，有甲状腺功能减退病史，纳可，大便较溏，舌胖色淡，脉见沉濡。

诊断：月经不调（脾肾两虚）。

治法：脾肾不足，经血两亏，冲任失荣而致，月事不以时下。治拟补肾健脾、通调冲任二脉治之。

取穴：关元、中极、气冲、阴陵泉、三阴交、足三里、复溜、肾俞、脾俞、膏肓、下髎、次髎。

中药处方：当归9g，川芎6g，赤芍9g，红花6g，淫羊藿12g，茺蔚子12g，月季花6g，杜仲9g，菟丝子12g，白术9g，党参15g，甘草6g。

五诊后，妇科检查显示，子宫内膜无明显增厚的情况下，次日月经来潮，经量一般。

案2. 梁某，女性，28岁，已婚，2014年8月初诊。

月信如期而行，量少，色艳，夹血块，经临腹痛如绞，经前乳房胀痛有块，夜寐失宁，梦扰纷纷，心烦易怒，时伴腰痛，舌红苔净，脉细弦。

诊断：痛经（肝气郁结）。

治法：肝失疏泄，冲任失调。治拟疏肝理气，和调冲任。

取穴：中脘、期门、气海、中极、归来、血海、足三里、阳陵泉、太冲、太溪、公孙、肝俞、肾俞、下髎。

经治疗后，次月月经来潮，腹痛已除，乳胀亦明显减轻，嘱下次月经前一周来调治，以资巩固。

案3. 李某，女性，31岁，已婚，2016年7月初诊。

婚后六年未孕。月事正常，经量一般，无痛经。夫妻双方均经专科检查，一切正常，曾多次试管受孕，植入后，均失败告终。时有腰酸，腰膝怕冷，面色少华，舌淡苔薄白，脉濡。

诊断：不孕症（肾虚宫寒）。

治法：孕犹谷种，胞若土壤。育种有赖于水之滋养、阳光温煦，才能发芽苗长。现血海空疏，肾阳不振，胞宫虚寒，焉能孕育。治拟温阳暖宫，调理冲任。

取穴：关元、中极、脾俞、肾俞、下髎、次髎、足三里、三阴交，每两穴一组，每次取两组腧穴隔姜灸7壮。并嘱自行在家艾条温灸。

经半年治疗，2017年春自然受孕，胎气正常，8个月后顺利分娩。

清代徐灵胎有云："妇科疾病，正冲任二脉所过，正谓经脉所过，疾病所生。"因各种因素导致的冲任二脉损伤，使血海不能充盈、月事紊乱等是女子经胎疾病的重要原因，所以从奇经八脉的角度运用针灸处方配穴，是诊治女子经胎疾病的本源之法。

第九节 带脉与痿证

痿证是针灸临床常病种之一，其主要症状为筋脉弛缓、手足痿软无力、随意活动不利。临床上以下肢痿弱、行走不移多见。痿证可由多种原因引起，如脑内病变、脊髓炎、肌病、神经炎等。

"痿证"首见于《素问·痿论》，如"肺热叶焦，则皮毛虚弱，急薄著则生痿躄也""肺者脏之长也……故曰：五脏因肺热叶焦，发为痿躄，此之谓也"。由于肺热叶焦，灼伤津液，无以输布全身脏腑器官，滋养筋肉而成痿躄。

此外，《素问·痿论》还有心气热（脉痿）；肝气热（筋痿）；脾气热（肉痿）；肾气热（骨痿）等。《素问·痿论》又提出了悲哀太甚、思想无穷、入房太甚、有渐于湿，也可以发生筋痿、肉痿、骨痿。正如《景岳全书》所言："观所列五脏之证，皆言为热，而五脏之证总于肺热叶焦，以致金燥水亏，乃成痿证。又曰悲哀太甚、思想无穷、入房太甚、有渐于水，则又非尽火之证……，故因此由火而生者有之，因此而败于原气者亦有之，原气败伤则精虚不能灌溉，血虚不能营养者，亦不少矣。"《素问·痿论》以肺热叶焦为"痿躄"的总纲，然五脏六腑功能的失调是痿证发生的最终原因。

《素问·痿论》曰："论言治痿者，独取阳明何也？……阳明者五脏六腑之海，主润宗筋，宗筋主束骨而利机关也。"提出治痿独取阳明的理论，也是历代至今针灸治疗痿证的经典、常用的准则。足阳明经的内行一支"入缺盆，下膈属胃络脾"（《灵枢·经脉》）。胃和脾，脏腑表里相配。胃为五脏六腑之海，与脾共为生化之源，全身脏腑器官筋肉皆赖脾胃化生之精微而荣。足阳明经行于身前，主津主血，与冲脉会于气街——"胫气之街"。足阳明经秉受冲脉藏蓄经气，直接关系到阴阳经气之畅盛，以利痿证之康复。

带脉起于十四椎，与肾相通，以肾气为本，出于季胁之下，环腰一周，如束带状。带脉病症：足痿不用，腹满，腰溶溶坐于水中，带下。

金代张从正认为"十二经脉与奇经七脉皆上下流注，惟带脉在少腹之侧，季胁之下，环身一周，络腰而过，如束带状"。杨上善《黄帝内经太素》："冲脉与阳明二脉会于阴器，总聚宗筋……复会于左右二气街，以左右阳明为主，共属带脉，仍络于督脉，以带脉为控带也。"（李鼎教授认为"控带即控制约束之意"）

本文作者：苏肇家。

《黄帝内经太素》又曰："带脉不为牵引，故筋脉弛纵，故足躄。"带脉虚，控带无力，则诸经弛舒，可出现足痿不用、女子带下、男子遗精。

"而阳明之长，皆属带脉""故阳明虚则宗筋纵，带脉不利，故足痿不用"。《素问·痿论》中两次着笔提出带脉，突出带脉在"治痿独取阳明"中的关键作用。这提示，治疗痿证时不应忽视带脉的重要性。

我们在 2019 年（上海中医药大学附属龙华医院）、2020 年（上海市浦东新区中医医院）各治疗了一例"视神经脊髓炎"患者，他们的主要症状都是肢体痿软、下肢行走乏力，符合痿证的指征。

案 1.（上海中医药大学附属龙华医院）患者主诉四肢僵硬，行走障碍 7 个月余。

在查体中，发现左胁部有一手术瘢痕。患者自诉因肺部手术留下的瘢痕，并于手术后出现脚膝乏力、行走困难、腹胀、眼糊等症状，在当地（深圳）诊断为"视神经脊髓炎"后转来复旦大学附属华山医院神经科，确诊为"视神经脊髓炎"。经药物治疗多月未见改善，遂来上海中医药大学附属龙华医院"陆瘦燕名老中医工作室"求治。诊断：痿证。辨证：因手术后带脉失损，"控带失约"而出现四肢僵硬、足痿不用、腹胀等症状，并伴有视物模糊。按带脉无自属腧穴，俱寄于足少阳经之带脉、五枢、维道，并通于足临泣。故在治疗中，除了取阳明经腧穴外，着重选取带脉、气冲、足临泣等穴，以调整带脉经气。在首次治疗后，患者当即感到脚膝乏力有明显改善，视物也有改进。经 4 次治疗后，患者诉四肢僵硬明显减轻，可随意行走，无须辅具。十二诊后，诸症继续改善，卡马西平等药物已减至最小剂量。经 25 次治疗，患者自述四肢僵硬、无力、行走障碍、腹胀、大便不畅等已完全解除，视物清晰程度及色彩分辨基本正常，后回深圳原籍。

案 2.（上海市浦东新区中医医院）患者主诉右上肢及二下肢萎软无力渐进加重，以右侧明显，大便难。

患者 2020 年 7 月初无明显诱因下出现右半身无力、行动不利、右眼视物模糊，且症状持续加重。遂自山东来沪，经上海中医药大学附属曙光医院收治住院治疗，诊断为"视神经脊髓炎"。2020 年 7 月 27 日来上海市浦东新区中医医院针灸治疗。诊断：痿证。针灸治疗：除了取阳明经腧穴外，着重调整带脉。经 2 周治疗后，肢体痿软改善。经 9 次治疗后，脚膝乏力明显改善，大便顺畅，肌力测试由治疗前右上肢肌力 3 级，双下肢肌力 4-级，改善为右上肢 4 级，双下肢4+级。

《素问·痿论》在"《经》言治痿者独取阳明"一段文中，我们注意到文内重墨着笔于"带脉"。正如清代沈金鳌《杂病源流犀烛》"是知一身上下机关全在于带脉，带不能自持其气，其证皆陷下而不上矣"。故在"治痿独取阳明"的治则下，亦应重视改善带脉之虚衰。

"视物模糊"也是视神经脊髓炎的主要症状之一。带脉寄于足少阳经，脉气相通。足少阳经始于目，调治带脉或也由此改善目疾。

第十节　从"心为神舍""脑为元神之府" 谈失忆症的认识

在工作室遇到几例失忆症（阿尔茨海默病）患者，经针灸治疗后都可见到记忆力和认知都有改善，对此谈一些体会。

老年性失忆症是一种脑功能衰退的症状，主要表现为记忆力减退、遇事善忘的病理现象，严重者可发展为阿尔茨海默病。中医学认为善忘与心血不足、肾精亏损有关。心主血，血虚神衰，精亏髓减，脑失所养所致的以高年神衰尤为多见，多系生理现象。

"心为神舍""脑为元神之府"的中医术语，提示"心""脑"与"神"的活动关系密切，主要表现为以下几方面。

一、"心为神舍" 的含义

中医学说中"心"主血脉藏神。《素问》《灵枢》中有多篇论述。《素问·灵兰秘典论》："心为君主之官，神明出焉。"《素问·六节藏象论》："心者生之本，神之变。"《灵枢·本神》："生之来谓之精，两精相搏谓之神。"《灵枢·邪客》："心者，五脏六腑之大主也……心伤则神去，神去则死矣。"而"神"在中医理念中有以下几种概念：①"神"是生命的原动力。"神"是人们生理、生命活动旺盛、衰弱、健康与否的外在表现之一，如神采奕奕、精神饱满、神色萎靡、精神疲惫等。《素问·移精变气论》："得神者昌，失神者亡。"②心藏神。"神"还指人们精神思维意识活动的内在功能。《灵枢·本神》："所以任物者谓之心。""神"在解释失忆症的机理时，侧重于人们精神思维意识活动这一含义。"神"是由"示"和"申"两个字组成，都有表达人们精神思维、意识功能的含义。"示"在《康熙字典》中解释为"语也，以事告人，示也""以物示人"。"以语

本文作者：苏肇家、姚怡。

示人，以物示人"，是指人们用语言或展示实物来表达自己的感受、想法、意见，以示他人。"示"还有一个含义为"示者视也"（《康熙字典》），目为人七情之外舍，受视觉的感受而形成意识。如知识、技能、记忆、会议等诸多生活经历。"申"的含义为伸展、扩展，人们对一些非事实存在的事物的思维活动，如推理、猜测、冥想、计划、设计、创造发明等，有着无限的想象空间。

"心为神舍"，心主血，心血是"神"活动的内在基础，心血充沛则神志清晰，思考敏捷。心血不足常可使"神"出现病态，如心神不宁、健忘、失眠等精神方面的异常。

二、"脑为元神之府"的含义

中医学说中"肾"为封藏之本，先天之原。《素问·灵兰秘典论》："肾者作强之官，技巧出焉。"肾主人体生长，发育，生殖功能，又藏精主骨生髓，髓通过督脉上升于脑，化为脑髓。《灵枢·海论》："脑为髓海。"李时珍认为"脑为元神之府"，指出脑依赖肾精的化髓，髓充则脑健，反之则衰，神府衰则见健忘、记忆减退。"肾"与人们智力功能息息相关。

《素问·上古天真论》提出"天癸"一词，顾名思义"天癸"者天之癸水，天干列癸，居北属水，肾也。肾为先天之本，藏精。天癸为肾的功能表现之一。《素问·上古天真论》："女子二七，男子二八，肾气充，天癸至，而女子七七，男子八八，天癸绝后，肾气渐衰，使精亏髓减。"则"元神之府"的基础不固。清代汪昂："人之精与志，皆藏于肾，肾精不足，则志气衰，不能还于心，故迷惑善忘也。"故在此年龄段后，常可见健忘、记忆减退等症状出现，甚者失忆，如阿尔茨海默病。在现代医学进入中国以后，又有"心脑共主神明之说"，即"心为神明，其用在脑，心为脑主，脑为心用"之说。可以说，"肾"是"神"的物质基础，"神"则为人们精神思维意识活动的所在。若用现代术语表达，"肾"是"神"的硬件设备，而"心"是程序软件。

笔者认为失忆症的病因是年老体衰，病位在心、肾，肾精虚损则脑窍空疏，心血不足则神舍失荣。治则以补肾、养心、健脑、开窍为主。针灸同治。

案1. 王某，女性，74岁，2013年7月初诊。

患者失忆多年。今随女儿出差来沪。女儿代诉，失忆多年，诊断为阿尔茨海默病，近年来加重。至今已记不起住家大门，不认得女儿及其称呼。

取穴：①心俞、肝俞、复溜、通里、足三里、百会、哑门；②肾俞、脾俞、命门、志室、身柱、脊中、大椎。

操作：诸穴除针刺以外，取肾俞（双侧）、志室（双侧）、大椎、命门，每次取二穴为一组，隔姜灸5壮。针灸治疗每周二、五，各一次，一周2次。经5次治疗后女儿告知患者记忆力有所改善，已能认识住所大门，又经几次治疗，已能唤出女儿的名字。后随女儿返台，未能复诊。

案2. 陈某，男性，80岁，2017年5月初诊。

家属代诉，四年前发现记忆减退，逐年加重，今年已出现前言后忘、不记得隔夜事情和回家途径，有几次走失。门诊见患者精神呆板，寡言，舌淡胖苔白，脉弦大。血压150/86mmHg。有糖尿病史。

取穴：①足三里、太溪、太冲、通里、百会、心俞、肝俞、哑门；②肾俞、脾俞、命门、志室、身柱、脊中、大椎。

操作：诸穴除针刺治外，每次取两组穴位，隔姜灸5壮。

7次治疗后家属告知，记忆有所改善，能记忆隔夜事情，精神较前活跃，能主动提问、交谈。

该病多发于老年人群，属衰老导致的退行性疾病，脑功能不可逆转的改变，恐无法治愈。故对该病的治疗以延迟病情的发展，尽可能改善记忆，提高生活质量为目标。

第十一节　漫谈离卦和心的功能

阴阳五行学说是中医学中重要的基础理论，其内涵有二：一为哲理，一为物质。它并非纯哲理之说，而是建立在人体生理、病理（物质）基础上的学理。

明代张景岳在《医易》中提出"离南坎北"为中轴的后天之卦，并引申与人体藏象结合，"以精神言之，北一水，我之精，故曰肾藏精；南二火，我之神，故曰心藏神"。

离卦☲，居南属火。离卦的结构，由二阳爻、一阴爻组成。二阳爻在外，一阴爻居内（二阳爻之间）。阳主动，阴主静，以离卦的卦象象征着心神的活动：是动（阳）在外，而静（阴）居其中。

张景岳《医易》认为"以动静言之，则阳主乎动，阴主乎静"。以昼夜来分，昼为阳，夜为阴。白昼：心神的表现为动态，表现在精神面貌，思维活动。正常情况下，神采奕奕，思维敏捷。夜，阳尽入阴，阳入于阴，心神归于阴。心

本文作者：苏肇家、姚怡。

神得以宁静、安逸，阴阳调和，以利次日白昼再次活跃。即《医易》的"静者为动之基，动者为静之机"。唐家海《医易通说·人身八卦》云："离卦配心火，心中之神，昼出于目则醒，夜归于心则寐。神随天日以为昼夜，而目随以司光暗。眸子内阴而阳光外发，合于离体……目闭则离火内敛不用。若睡中多梦，是目不用于外，而反用于内，皆离火妄动，心神不安之故。"可见中医思维里也有从援引卦象来说明和解释人体生理病理功能的。古代医家以"离卦"配"心"，从卦象阴阳的角度解释了人体睡眠的生理、病理机制，并且认为"目"的感光对睡眠有影响，而睡中多梦的原理为离火妄动，扰乱心神，为后世医家治疗失眠多梦提供了一定的中医理论依据。

第十二节　浅谈"陆氏针灸疗法"特色之一——针灸并用，辅以中药

中医学说由阴阳、五行、脏腑、经络、营卫气血等基础理论组成。中医的内、外、妇、儿、针灸、推拿、眼、喉等十三科，采用各种治疗方法、应对各自优势病种，组成了一个中医大家庭。

针药同源，中药、针灸是中医治病的两种重要手段。扁鹊、华佗惯用中药、针灸二法治病，张仲景《伤寒论》中也举有针灸治疗的条文，如"太阳病，头痛至七日以上自愈者，以行其经尽故也。若欲作再经者，针足阳明，使经不传则愈"。"陆氏针灸疗法"的创始人陆瘦燕及朱汝功先生在医疗过程中也时常体现"针灸并用，辅以中药"这一治疗特色。在他们的医案中常可见运用中药以调脏腑之虚实，理经络之顺畅，以佐针灸治病之功。

经络在人体脏腑器官内外组织之间起着联系作用，中医学中有"药物归经"之说。在《黄帝内经》《神农本草经》的成书年代，还尚无药物归经的记载。在张仲景《伤寒论》中"六经辨证"的启示下，后世医者发展出了按脏腑和经络来分析药物性能的理论，把药物、脏腑及十二经脉结合起来，说明某个药物对某脏腑、某经络的疾病，有着重要的治疗作用。"药物归经"是以经络学说对药物性能的归纳，是经络学说在辨证用药方面的发展。

观《伤寒论》"六经辨证"和后世诸家的发展，都应用药物作为主要的治疗手段，这与针灸疗法以针或灸作用于经络以调节经气的治疗方法有本质上的不

本文作者：苏肇家、褚晓彦。

同。针灸所遵循的经络理论是通过腧穴、经络与内脏、躯干的联系，通过针灸调节经气功能来治疗疾病，不用汤药同样可以治疗百病。所以针灸的经络学说所说的十二正经、奇经八脉，与六经辨证的概念也不尽相同。

在陆氏针灸疗法中，针药结合，用药辅助针灸的疗效主要是通过调节经气来体现的。《灵枢·本脏》中"经脉者，所以行气血、而营阴阳、濡筋骨、利关节者也。"经络学说指出，经络是经气运行的通道，营卫气血通过经络的传输以营养脏腑、躯干和全身器官组织，经气的盛衰、运行失常是造成人体病痛的重要原因。

"经气"即《灵枢·刺节真邪》所说的"真气"，它由受于父母的先天原气和后天脾胃运化水谷所得的营卫之气组成。经络原气和营卫之气虽然所生不同，但在生理作用方面，相辅相成，相互滋养补充，才致不衰。一切疾病不论在脏，在腑，在皮肤，在筋骨，不论外因、内因、不内外因所致，莫不影响经络、经气。

针灸之所以能治病，就是因为针灸治疗能够作用于经络，通过调节经气来调阴阳、补虚泻实，调和营卫气血，疏通经络，从而达到治病的效果。由此可见，经气是针灸治疗的作用基础，经气的盛衰可影响到针灸治疗的疗效。如果一个人经气充盛、气血和畅，一切病痛当可消除。

年老体衰，久病伤身者由于脏腑虚弱，经气也因之不足，或外邪所客，病邪积滞，而致经脉闭阻，经气运行不畅。陆瘦燕、朱汝功两位先生常辅以中药以补脏腑之虚亏，来充盈经气。对病邪久滞经络的痹痛患者，用祛邪通络之剂，祛瘀蠲邪，以利经气之通畅，来协同针灸治疗，以增进针灸疗效。

以下 3 则病案为陆瘦燕先生与朱汝功先生用药物辅助针灸治疗的病案。

（一）虚损

案. 王某，女性，34 岁，工人。

患者右肩酸痛 5 年，心悸，不寐，冷汗如沈，入浴时辄晕厥，两足虚肿，多言即心荡，以致不能工作，常年病休。来诊时，面色萎黄，形神俱疲，舌红苔薄，脉濡弦。分析：患者先天肝肾不足，体质羸弱，脾胃后天失调，以致发育不良，矮小气怯，脾胃失调，气血之源匮乏，脏腑肢骸失濡煦之养，内秉自虚，乃为外邪所乘。

取穴：肝俞+，肾俞+，神门-，太溪+，足三里+，行间-，均取双侧①。

---

① 此句中，"+"表示针刺补法；"-"表示针刺泻法。以下同。

操作：提插补泻，留针 10 分钟。

中药处方：滁菊花 9g，白蒺藜 9g，绿萼梅 4.5g，夏枯草 9g，当归 6g，黄芪 9g，党参 9g，川续断 9g，白术 9g，谷芽 9g，郁金 9g，合欢皮 9g，9 剂。

治以调补肝肾，养心悦脾。后患者随症加减用药及取穴，治疗 20 余次后患者恢复原来工作，安然无恙。

按语：此患者按张景岳之"但当培其不足，不可伐其有余"，以调补为先。有偏亢偏衰者皆以扶弱为主，抑强为辅。肝、肾、脾、肾同治，补肝体，泻肝火，补脾肾，泻心火。药物使用也体现同一治病思路，而且增强了补益的效果，亦充盈经气，增加针灸疗效。

（二）痛痹

案. 李某，男性，33 岁，工人。

患者指节拘急，关节肿痛难忍，受冷更甚，病程已久，舌苔白，脉细。分析：痛痹缠绵，久病正虚，浊阴至邪凝滞关节。

取穴：八邪-，合谷-，阳溪-，犊鼻-，膝眼-，商丘-，八风-，均取双侧。

操作：龙虎交战法，加用温针。

中药处方：羌活 9g，独活 9g，桂枝 9g，威灵仙 9g，汉防己 9g，木瓜 9g，秦艽 9g，川续断 9g，牛膝 9g，薏苡仁 9g，乳香 3g，没药 3g，桑枝 9g，5 剂。

治以祛邪通络之剂辅之。9 次治疗以后患者痹痛基本稳定，关节活动较利，肿势亦消退。

按语：寒气偏亢为痛痹，患者寒邪凝结留滞关节，通过温针可起"寒者温之"的作用，二可增强温通经络之效。中药以活血化瘀、祛风通络为用，疏通经络，以增针灸祛寒通络之效。

（三）白细胞减少症

案. 凌某，男性，61 岁，中国驻联合国官员。

患者失眠 3 年，需服用安眠药方能入睡，伴以头昏，神困疲乏，胃纳不佳，消化不良，大便时燥时溏，白细胞下降，连续 3 周测白细胞在 $3.2×10^9/L$ 左右，舌微红苔薄白，脉细弱。分析：患者年临八八，肾气渐衰，劳心过度，心阳独亢，思虑损脾，土失健运，木失濡养，肝阳失潜。

取穴：三阴交+，足三里+，阴郄-，均取双侧。

操作：提插结合捻转补泻。

中药处方：黄芪 24g，党参 9g，当归 9g，茯苓 9g，远志 9g，酸枣仁 15g，丹参 12g，合欢皮 9g，珍珠粉 30g（先），枸杞子 9g，甘草 9g，6 剂。

治以补肾培土，益肝潜阳，后又用隔药饼灸及麦粒灸等治疗方法，20 余次治疗后，患者胃纳、精神皆好，白细胞上升至 5.4×10^9/L。

按语：中医认为气血同源，《灵枢·平人绝谷》中有云："神者，水谷之精气也。"正气与神均与先天肾精和脾胃生化的气血有很大的关系，而这些也是经气的来源，该患者肾亏脾虚，但外在表现亦有心肝阳亢的实象。此病案中朱汝功先生以药物安神定志，健脾益气，再以针灸并用滋补脾肾，益精强身。

三则病案体现了陆氏针灸针药结合使用时的不同思路。第一则病案体现了通过药物补益脾肾，充盈经气，以增加针灸疗效。第二则病案使用药物活血通络，以祛除凝滞在经络中的病邪，协同助针灸治疗。第三则病案用药物除了补脾胃以充精气外，更可治疗主要症状，如此针灸治疗方能取穴简洁，各司其职又相互促进疗效。

第十三节　有关原气与原穴的探讨

《灵枢·九针十二原》认为"五脏有六腑，六腑有十二原，十二原出于四关，四关主治五脏，五脏有病当取之十二原"。四关广指十二经脉四肢肘膝以下的腧穴，以井、荥、俞（原）、经、合五输穴为代表，俞（原）居中，原穴依此而名。十二经脉五输穴的排列，均由四肢末端向心性排列，这与《灵枢·经脉》中十二经脉的循行不同，究其原缘，我们分两部分讨论。

根据"陆氏针灸"奠基人陆瘦燕先生对经气的论述，如在《经气的探讨》一文中，陆瘦燕先生根据"真气者，经气也"（《素问·离合真邪论》）和"真气者，所受于天，与谷气并而充身者也"（《灵枢·刺节真邪》），指出经气由禀受于父母先天之精气和后天水谷精微之气两者相组而成。

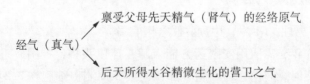

经气中的经络原气是维持经脉运行气血、营运阴阳、调理虚实、处理百病的功能力量，也是腧穴能通过经络的传导产生治疗作用的动力。经气中的营卫之气，它是营养脏腑，充实身形，维持生命活动的物质基础。经络原气和营卫之

本文作者：苏肇家、尤晓欣。

气，虽然在功能上有本质的区别，但在生理上相生相成，相互为根，经络原气需营卫之气不断补充滋养，才能充实不衰。而脾胃也必须依靠原气的作用，才能不断化生精微。假如没有原气的作用，就会壅滞不行。

经络原气，出于四肢末端，由浅入深，由弱而盛，向上逐渐深入于躯干，抵内脏（头面）向心循行。

营卫之气，出于中焦，始于手太阴经，终于足厥阴经后复归手太阴经。手足相连、头面相接，在十二经脉中流注不息，循行无端。

原气与原穴：始于肾气的经络原气，出于四肢末端。根据"诸十二经脉者，皆系于生气之原，所谓生气之原者，谓十二经脉之根本也。谓肾间动气也，此五脏六腑之本，十二经脉之根本"（《难经·八难》）。又"脐下肾间动气者，人之生命也，十二经之根本也，故曰原。三焦者，原气之别使，主通三气，经历于五脏六腑。原为三焦之尊号，故所止辄为原"（《难经·六十六难》）。

《难经·六十六难》把原气联系到三焦，通过上、中、下三焦，把原气散布到脏腑、经络、原气留驻之处，称为"原穴"。三焦腹募石门（丹田），即脐下肾间动气，也是"肓之原"的所在。经络原气的行径：原气（肾间动气）→三焦→十二经脉留驻于"原穴"→深入躯干、抵内脏（头面）。

五输穴是针灸医疗临床中常用的腧穴，尤其是在治疗内脏功能失调所引发的病症时，它起着重要的作用。充分理解原气与原穴的关系，能进一步指导在临床治疗中的应用。

第十四节　温　　针

温针是取如枣核大小的艾绒团（炷）置于针灸针针柄顶端，点燃产生热量，借助艾绒的温热来加强针刺的治疗作用。陆瘦燕认为温针不同于艾灸，使用时艾炷不宜过大过多，只需取其温暖。针刺配合温针能帮助经气运行，起到温阳补益的作用；当经气受到外邪所闭阻时，针刺配合温针能加强气血运行，达到祛壅决滞的目的。这适用于阴寒之邪侵袭而致的疾病，如冷麻不仁、走注疼痛、关节不利、经络壅滞、肿胀腹满及瘫痪、痿、痹等证，对久病经络空虚、营卫之气不调等病，效果尤为显著，特别对一切慢性疾病之属风寒湿者，更为相宜。

自 20 世纪 90 年代 PVC 红外线治疗仪的出现，到现在各式各样红外线辐射

本文作者：苏肇家、尤晓欣。

治疗仪的涌现，已有代替温针之势，目前临床针灸治疗中已少见温针的普遍使用，但红外线是否能全完代替艾绒（温针）的疗效有待探索。

20世纪60年代，苏肇家曾对温针之热效应做过一次试探性研究，回忆如下。

20世纪50年代末，我分配进上海市杨浦区控江医院工作后立即开展筹建针灸科工作。1959年2月末，针灸科正式开张，接受患者。当时科内仅我一人，治疗基本沿袭陆瘦燕先生的取穴、温针等治疗法，开始时患者不多，一人担当没什么问题发生。随着时间推延，门诊量逐渐增加，一天要达三四十号，由于工作量大，且当时购得艾绒质量欠佳，艾绒内茎梗等杂质较多，黏性较差，装在针柄上艾绒时有脱落（当年陆瘦燕先生的门诊用艾是经专人用手搓揉以去除茎梗杂质，又经过反复搓揉增加艾绒的柔性和黏度，故而我在陆瘦燕先生门诊时可以双手装艾，从未见有艾绒脱落现象）。工作量一大，无暇顾及，有时艾绒脱落灼伤患者皮肤，或烧坏衣服，灼伤皮肤还可以处理，烧坏衣服就很难向患者交代，常引起不少矛盾，为此不得改为对重要穴位施用温针来解困业务的发展。1962年同门师姐季秀琴医生从上海沪东医院调来我院，季秀琴医生也善用温针，初来时对我选择主要穴位温针的方式颇有微词，后来也碰到艾绒脱落出现灼伤、烧毁衣服等事件，也不得不减少用温针的针数。在此情况下，我们多次商量讨论，是否有方法来代替温针，因当时认为温针是燃艾，借艾火的温热，通过针体，可透达肌肤内部之说，也有认为温针主要是辐射热量温煦穴位，类似艾条温灸之作用，为了求得答案，我们与上海交通大学一实验室协作，共同商讨并确立了测试方案。具体测试方案：①制作模型，即一块薄皮猪肉，加热接近人体体温，36~37℃。②同一室温条件下进行，室温控制在25℃。③针具使用银柄针灸针，即针柄是由银丝缠成，针体的材质为不锈钢，长度为1.6寸（当时厂方定制，目前不再使用）。④针刺方法，按日常治疗操作。⑤测温点设为四个点：针柄缠艾绒燃烧处；针柄艾绒以下裸露部分；针柄末到模型向外露针体部分；模型内针体部分。⑥为了排除艾绒燃烧时产生的辐射热，用一卡纸中央钻一小孔，针灸针穿过小孔，刺入模型，隔绝辐射热的干扰。

对于实验结果，上海交通大学实验室曾给我们一份较为详细的报告，但因年久遗失原资料已无法获得，事隔半个多世纪，关于实验数据仅剩陈旧记忆：①针柄上燃艾绒点，温度在300℃以上，当燃着茎梗等一些杂质时，会出现短暂的温度飙升。②针柄燃艾绒以下裸露部分温度100℃以上。③针柄末到模型之间外露针体部分，温度低于体温。④模型内部测量点温度数的改变无明显实际意义。实验报告的结论：针灸针的圆周截面积太小，不利于热的传导。

当时的实验结果说明温针燃艾所产生的传导热量的作用甚微，故而季秀琴医生和我推导其治疗作用应是以辐射热为主，即陆瘦燕先生所指的"温煦肌肤"，也就认为可用其他热源来代替艾绒。在寻找热源上由于当年条件的限制，我们选用了工业用的红外线灯泡（功率为250W），并设计了图样，委托医院劳保单位"上海航海仪器厂"订制了5台红外线灯。在临床应用中，其热量实比燃艾高，热辐射面积也大得多，且热量大小也可通过提高、下降灯具高度调节，提高舒适程度，红外线灯的运用很受患者欢迎，同时节省了医者装艾的时间和精力，也避免了灼伤、烧毁衣物而引起的医患矛盾。1995年我退休前也淘汰了这些原始笨重的红外线灯具，以各式新红外线治疗仪器代替，这一类电热源替代温针的方法则沿用至今。

回顾当年的那次实验，有诸多不足之处，设计方案不严谨、测试单一：①艾绒的质量、重量没有定性定量；②针刺的深度没有精细测定；③对于温针燃艾产生的温热效应，仅考虑到传导热或辐射热，没有考虑到两者的叠加影响；④未探测辐射热的辐射范围；⑤艾绒富含芳香挥发物质，燃烧过程中释放的芳香挥发物质是否会通过辐射热透入肌肤起到治疗作用有待探讨。

目前，在陆瘦燕名老中医工作室的临床治疗中温针仍作为常用的治疗方法之一，故而对于温针的治疗作用能否由红外线治疗仪所替代，苏肇家和学生们又一次进行了讨论，并在日常诊疗过程中对温针进行了相关的测试。本次测试的具体方案：①同一室温条件下进行，室温控制在（26.5±0.5）℃；②穴位选取患者腹部（中脘、关元）或腰部（肾俞、大肠俞）的穴位；③针具选取华佗牌不锈钢针灸针0.25mm×40mm（1.5寸）；④针刺方法采用爪切进针，深度为针身2/3，得气后施予温针；⑤艾绒由上海中医大尚新医学科技有限公司提供，量取枣核大艾炷0.2g，从艾炷下方点燃；⑥测温点：患者温针前的皮肤部分；针柄缠艾绒燃烧处；针柄艾绒以下裸露部分；针柄末端下方2mm的针体部分；进针点上方2mm的针体部分；温针燃艾后以进针点为圆心，半径为1cm、2cm和3cm范围内的皮肤温度；⑦使用一卡纸中央钻一小孔，针灸针穿过小孔，刺入皮肤，通过这种方法隔绝辐射热的干扰。测试结果：①患者温针前的皮肤温度（32.0±1.0）℃；②针柄上燃艾绒点，温度在300℃以上；③针柄燃艾绒以下裸露点温度100℃以上；④针柄末端下方2mm的针体部分温度较治疗前皮肤温度升高（5.5±1.0）℃；⑤进针点上方2mm的针体部分温度较治疗前皮肤温度升高（3.2±0.6）℃[（35.2±0.6）℃]；⑥卡纸遮挡后进针点上方2mm的针体部分温度较治疗前皮肤温度升高（1.7±0.3）℃[（33.7±0.3）℃]；⑦温针燃艾后以进针点为圆心，半径为2cm范围内皮肤温度（41.5±0.5）℃，半径为3cm范围处皮肤温度（38.5±0.5）℃。

根据本次测试结果分析，温针艾绒完全燃烧后其中心温度可达300℃以上，燃艾下方针柄处最高温度可达100℃，触之烫手，传热至针身处温度已骤降至37℃以下，再往下传导至针身与皮肤接触点上方，测温点温度比温针前皮肤温度升高2.6~3.8℃，隔绝辐射热后艾绒燃烧后传至针身与皮肤接触点上方测温点温度仅比温针前皮肤温度升高1.4~2.0℃，但仍为有效艾灸温度，即指艾灸温度高于人体皮肤温度，能与人体进行热传递的可耐受温度；温针的艾绒量虽然与灸法不同，但完全燃烧后以进针点为圆心、半径2cm范围内最高温度可达42℃。当然，温针燃艾后针体传导与针的质量、截面积、艾绒量均相关，本次测试也仅对现今常用的规格为0.25mm×40mm的不锈钢针灸针而设，故有一定的局限性，但也可以证实温针的治疗作用应是传导热和辐射热的叠加作用，即温通经络和温煦肌肤治疗作用相结合，符合燃艾辐射能谱的分析。目前临床上使用的红外线治疗仪具有类似艾灸的治疗作用，其光谱多为远红外线，可以替代温针的温煦作用，但还是无法完全模拟温针治疗过程。

　　艾叶味辛、苦，性温，有逐寒、祛湿、温经、止血、安胎、调理气血等功效。现代研究表明，艾叶燃烧时的辐射能谱，不仅具有热辐射——远红外辐射，而且还具有光辐射——近红外辐射，其光谱是以靠近近红外区的远红外为主的光谱。根据物理学原理，远红外线能直接作用于人体的较浅部位，靠传导而扩散热量，近红外辐射比远红外辐射的波长短、能量强、穿透力也强，可以穿透表皮、结缔组织、肌肉血管、神经系统，直接渗透到深层组织，并为人体所吸收，起到治疗作用。艾叶的化学成分主要为挥发油，其次还有黄酮类、鞣质类、三萜类、桉叶烷类、多糖类、微量元素等，其中艾叶油具有抗炎、抗过敏、镇痛、镇静、镇咳、平喘、祛痰、免疫调节、抑制凝血和血小板聚集、兴奋子宫等多重作用。那么艾灸效应除了燃艾后的温热作用，与艾叶的药性是否有一定的相关性？艾叶燃烧后其含有各类挥发物质的烟雾与人体皮肤直接接触，有效成分是否能够渗透到组织中，起到一定的治疗作用还有待进一步研究。

　　综上所述，温针的疗效是温煦和温通作用的综合效应，但温煦作用大于温通作用，不便使用温针的情况下可以选择红外线治疗仪代替；而温针产生的艾烟因艾量较少，一般情况不会对环境和人体产生危害，临床上可提倡开展和普及温针的运用。

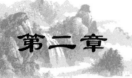

第二章 医案随录

第一节 咳 嗽

案 陈某,女,58 岁。2016 年 1 月 8 日初诊。

【主诉】反复咳嗽 20 余年。

【现病史】患者 20 年来咳嗽反复发作,每遇天气转寒时症状则见,以间歇性发作为主,有痰色白,觉喉间似有痰梗,无心慌、胸闷、气喘等其他特殊不适。未曾系统治疗,现为求进一步治疗来就诊。刻诊:咳嗽时作,痰白不易咯出,伴腰酸,口苦,胃纳可,夜寐可,二便调,舌暗苔薄白,脉迟。

【既往史】否认高血压、糖尿病、冠心病等慢性病史,否认结核、肝炎等传染病史,否认外伤、中毒、输血史。

【中医诊断】咳嗽(肺脾两虚)。

【西医诊断】咳嗽。

【治法】健脾化痰,宣肺止咳。

【处方】

(1)取穴:尺泽(双侧)、太渊(双侧)、合谷(双侧)、足三里(双侧)、丰隆(双侧)、关元(双侧)、三阴交(双侧)、脾俞(双侧)、膏肓(双侧)、天突。

(2)操作:患者穴位常规消毒,采用 0.25mm×40mm 一次性毫针,天突疾刺不留针,其他诸穴均得气后留针 20 分钟。

【复诊】2016 年 1 月 12 日至 2016 年 1 月 26 日。患者喉间作梗改善,口苦犹存,夜寐尚宁,舌净苔薄,脉弦。治法:养肺宣肃,疏肝理气。取穴:尺泽(双侧)、太渊(双侧)、列缺(双侧)、合谷(双侧)、足三里(双侧)、丰隆(双侧）、三阴交（双侧）、肝俞（双侧）、膏肓（双侧）、天突。操作：患者穴位常规消毒，采用 0.25mm×40mm 一次性毫针，天突快刺不留针，其他诸穴均行平补平泻法，留针 20 分钟。按上方继续经过 10 次治疗后，咳嗽诸症痊愈。随访 6 个月，咳嗽未作，疗效巩固。

【按语】咳嗽多由肺的宣发肃降等生理功能失常而引起，肺失宣降而咳。肺为娇脏，主气，司呼吸，外合皮毛，为水之上源，主清肃，如若失治误治，伤及肺脏，致使卫外不固，更易受邪侵袭，而致咳嗽屡作，迁延不愈，逐渐转为慢性咳嗽。患者咳嗽已达 20 余年，肺弱本虚，肺虚咳久"子盗母气"，累及脾土，土为金母，脾弱肺虚益甚，又脾为生痰之源，肺为贮痰之器，两者相协，咳嗽绵久不愈。治疗以健脾化痰、宣肺止咳同治。取尺泽、太渊、肺俞、合谷、天突宣肺止咳；足三里、丰隆、脾俞、膏肓，健脾化痰。苏肇家老师认为，治疗慢性咳嗽不忘补脾，脾肺同调。

第二节　哮　病

案　王某，男，18 岁。2014 年 9 月 5 日初诊。

【主诉】反复胸闷气促 10 余年，加重 2 周。

【现病史】患者 10 年前无明显诱因出现胸闷不适，自行休息后缓解。此后经常在季节变化、劳累或受凉时出现胸闷，甚时偶伴有气促，发作时无喉中哮鸣声或喘息不能卧，休息后可缓解。曾于上海交通大学附属瑞金医院就诊，行心电图、肺功能、胸部 X 线片等检查，提示"支气管舒张试验（+）"，余检查结果均正常，故诊断为"支气管哮喘"，未予正规用药。半月前，患者劳累后出现胸闷明显，行走时呼吸不畅，稍有气促，症情反复，无缓解，故为求进一步诊治于门诊就诊。刻诊：胸闷，呼吸不畅，快走时稍有气促，伴腰酸，胃纳不佳，二便调，夜寐欠安。体格检查：精神欠振，面色欠华，形体消瘦，两肺呼吸音粗，未及干湿啰音及哮鸣音，心率 90 次/分，律齐，未及杂音。舌体稍胖，舌淡苔薄白，脉濡。

【既往史】否认过敏性鼻炎、感染性心肌炎等疾病史，否认药物及食物等过敏史，否认哮喘、过敏性鼻炎等家族遗传病史。

【中医诊断】哮病（肺肾两虚，痰浊内阻）。

【西医诊断】胸闷变异性哮喘。

【治法】宣肺肃降，补肾纳气，健脾化痰。

【处方】

（1）取穴：尺泽（双侧）、太渊（双侧）、内关（双侧）、足三里（双侧）、复溜（双侧）、脾俞（双侧）、肾俞（双侧）、膏肓（双侧）。

（2）操作：患者穴位常规消毒，采用0.25mm×40mm一次性毫针，针刺诸穴得气后，留针20分钟。针刺后，取肾俞（双侧）、膏肓（双侧）拔罐，留罐5分钟。

【复诊】2014年9月8日。患者胸闷缓解，浅呼吸时呼吸欠畅，深呼吸时无明显不适，腰酸隐作，胃纳一般，每晚夜尿2~3次，夜寐欠佳。舌体稍胖，舌淡苔薄白，脉浮数。针刺取穴加气海、膻中。操作：隔姜灸肾俞3壮，余诸穴留针20分钟。

2014年9月12日。患者胸闷缓解明显，无呼吸困难，腰酸仍有反复，胃纳一般，每晚夜尿2~3次，夜寐欠佳。舌体稍胖，舌淡苔薄白，脉细。针刺守法续治1次。

患者治疗5次后无明显胸闷，腰酸明显缓解，小便调，夜寐安。

【按语】患者10年前出现胸闷，甚时伴有气促，多发于季节变化或劳累时，发作时虽无明显的喉中哮鸣声或喘息不能卧，但属于西医学"胸闷变异性哮喘"，故仍属于中医学"哮病"范畴。哮病的发生主要为外邪触发伏痰引动，以致痰壅气道，肺气宣降失调而发，其病位在肺。肾主纳气与肾密切相关，该患者素体较虚，虽以胸闷为主要症状，伴有气促、腰酸、夜尿较频，仍是本虚标实、气机不畅的表现，结合舌脉，辨证为"哮病（肺肾两虚，痰浊内阻）"，治拟宣肺肃降，补肾纳气，健脾化痰，主要取手太阴经、足少阴经及足太阴经之穴。取手太阴太渊、尺泽调畅肺脏气机；足三里以培土生金，兼寓"上实下虚，引而下之"之意，健脾化浊祛痰；足少阴复溜，补肾纳气平喘；内关为理气宽胸之要穴；配合温针背俞穴，整体调理脏腑气血运行，温阳化湿，以冀邪退正复，气机得平。二诊时，患者胸闷缓解，浅呼吸困难，腰酸不减，夜尿频多，故加用膻中以开气道而降逆气，气海配合隔姜灸肾俞以益元纳气。三诊时，患者痰浊已清，气机已畅，肾阳虚衰仍未补足，故再续治2次，症情基本缓解。

第三节　泄　泻

案　许某，男，46岁。2012年11月2日初诊。

【主诉】反复腹泻3个月余。

【现病史】腹泻时现，便溏，无定时，房事后次日常见，无明显腹痛，纳可。腰酸不明显。体格检查：腹柔软，无明显压痛，双侧上巨虚处有压痛感。就诊时无腹痛，无腰酸。舌淡苔薄白，脉浮。

【既往史】有乙型肝炎病史 30 余年，乙肝两对半示 HBsAg（+）、HBeAb（+）、抗 HBC（−）。

【中医诊断】泄泻（脾肾两虚）。

【西医诊断】腹泻。

【治法】健脾补肾，温阳止泻。

【处方】

（1）取穴：肾俞（双侧）、命门、关元、足三里（双侧）、阴陵泉（双侧）、上巨虚（双侧）。

（2）操作：患者穴位常规消毒，采用 0.25mm×40mm 一次性毫针，以上诸穴均行温针，留针 20 分钟。耳穴取脾、肾、神门进行贴压。

【复诊】2012 年 11 月 20 日。多日未见腹泻，纳可，舌苔薄白，脉浮。治同前。

2012 年 11 月 23 日。昨日大便 2 次，第 2 次较溏，无腰痛，舌苔薄白，脉浮。取穴：百会、下脘、天枢（双侧）、关元、足三里（双侧）、阴陵泉（双侧）、肾俞（双侧）、命门、长强。操作：百会、长强穴针刺，留针 20 分钟。余各穴温针，留针 20 分钟。

2012 年 11 月 27 日。昨日大便先干后湿，舌苔薄白，脉浮。治同前。

2012 年 11 月 30 日。一般情况好，偶有大便次数增多，较溏，每见房事后出现。纳可，无腰酸畏寒。舌淡苔薄白，脉浮。取穴：中脘、天枢（双侧）、阴陵泉（双侧）、足三里（双侧）、脾俞（双侧）、肾俞（双侧）、志室（双侧）、百会、关元、命门。操作：关元、命门隔姜盐灸，各枣核大 5 壮。余各穴温针，留针 20 分钟。

2012 年 12 月 28 日。大便好，房事后也未见大便异常。纳可，舌淡苔薄白，脉浮。取穴：天枢（双侧）、足三里（双侧）、上巨虚（双侧）、肾俞（双侧）、脾俞（双侧）、志室（双侧）、关元。操作：志室、关元隔姜灸，各 3 壮。余各穴温针，留针 20 分钟。

【按语】该患者体质素虚，脾肾不足，腹泻时见，而房事后每见腹泻并加重。证属肾阳不振，熏蒸乏力，脾失健运，故见泄泻，因此当以健脾补肾、温阳止泻为主。肾俞、命门、关元皆为补益肾气肾阳之穴，或灸或温针均可提振肾阳，温煦命门，足三里、阴陵泉可健脾利湿，上巨虚为大肠之下合穴，温针可益肠止泻。咸入肾，姜暖脾，隔盐、隔姜灸之更助温补脾肾之功。患者诉隔物灸时热力可渗透入腹内，腹泻次数也明显减少，尤其是房事后未见腹泻。

第四节　失　　眠

案　沈某，女，34 岁。2016 年 10 月 14 日初诊。

【主诉】入睡困难 3 年余，加重 1 月。

【现病史】患者 3 年前因家中操劳经常入睡困难，时轻时重；近 1 个月来，由于精神压力大，失眠加重，入睡困难，寐而易醒，常伴多梦，每晚睡眠时间仅有 2~3 小时，严重时彻夜难眠，痛苦不堪。曾于外院诊疗，间断服用酒石酸唑吡坦片、艾司唑仑片等西药，治疗效果不甚理想。刻诊：入睡困难，多梦，寐而易醒，同时伴有胃脘隐痛，心烦焦虑，头昏等症，胃纳差，二便调，舌红苔薄黄，脉弦细。

【既往史】否认高血压、糖尿病、冠心病等慢性病史，否认结核、肝炎等传染病史，否认外伤、中毒、输血史。

【中医诊断】不寐（心脾两虚，脾胃不和）。

【西医诊断】失眠。

【治法】调补心脾，理气和胃，养心安神。

【处方】

（1）取穴：神门（双侧）、印堂、百会、太溪（双侧）、合谷（双侧）、阳陵泉（双侧）、支沟（双侧）、太冲（双侧）、天枢（双侧）、足三里（双侧）、上巨虚（双侧）、心俞（双侧）、脾俞（双侧）、肝俞（双侧）。

（2）操作：患者穴位常规消毒，采用 0.25mm×40mm 一次性毫针，以上诸穴均得气后留针 20 分钟。

（3）方药：当归 9g，杭白芍 9g，生地黄 12g，熟地黄 12g，川芎 6g，党参 15g，焦白术 12g，焦山楂 12g，补骨脂 12g，五味子 6g，夜交藤 20g，合欢花 15g，酸枣仁 12g，龙齿 30g（先煎），每日 1 剂，共 3 剂。

【复诊】2016 年 10 月 18 日至 2016 年 10 月 28 日。入睡困难较前改善，仍有多梦，胃脘隐痛时有，嗳气，胃纳差，二便调，舌红苔薄黄，脉弦细。继续遵前法治疗。针刺取穴及操作同上。方药：太子参 12g，焦白术 6g，云茯苓 9g，焦山楂 9g，鸡内金 12g，怀山药 12g，制黄芪 15g，防风 6g，杭白芍 9g，五味子 6g，桂枝 3g，陈皮 6g，炙甘草 6g，大枣 9g，每日 1 剂，每次 3 剂。

2016 年 11 月 8 日。患者近日胃脘隐痛，夜寐欠安，无头昏、腹痛等，舌红苔薄，脉细。治法：理气和胃，调心安神。取穴：神门（双侧）、印堂、太溪（双侧）、合谷（双侧）、阳陵泉（双侧）、支沟（双侧）、太冲（双侧）、天枢（双侧）、足三里（双侧）、中脘、建里、下脘、上巨虚（双侧）、心俞（双侧）、脾俞（双侧）、肝俞（双侧）。操作：方法同上。按上方继续经过 8 次治疗后，睡眠诸症已明显改善。随访 2 个月，疗效巩固。

【按语】中医学中没有"失眠"这一名称，根据此病的临床表现，多将其归属于中医"不得眠""目不瞑""不寐""不得卧"的范畴。失眠的病因复杂，多为情志所伤、饮食不节、劳逸失调、久病体虚等引起脏腑机能紊乱，营卫失和，阴阳失调，阳不入阴而发病。病位主要在心，多与肝、脾、胃、肾等脏腑有关。苏肇家老师认为，失眠为临床常见病，归属阴阳失调、阳不入阴之证。多因脏腑不调、情志不畅而生。本案患者入睡困难，伴多梦，寐而易醒，同时伴有胃脘隐痛、嗳气、心烦焦虑、头昏等症，胃纳差，二便调，舌红苔薄黄，脉弦细，故辨为心脾两虚、脾胃不和、神失所养之证；治以调补心脾，理气和胃，养心安神。取百会、印堂以调气行血，调督安神；取中脘、建里、天枢以调理中焦、调畅气机，胃和卧安；取合谷、太冲以气血同调，阴阳平衡；取神门、心俞调安心神，肝俞、阳陵泉抑相火之盛。诸穴配合，共奏养心安神之功。再配以中药，针药结合，共奏奇效。

第五节　郁　　证

案 马某,女, 28 岁。2017 年 12 月 12 日初诊。

【主诉】精神不济伴幻视半年，加重 1 月。

【现病史】母亲代诉，患者于 10 年前就学时因故与同学、老师有龃龉不快，情感受挫，愤懑郁怒，肝气郁结，情绪压抑日久，心失所养，遂出现多疑胆怯、幻视等症，往区精神病院治疗，诊断为"精神抑郁"，用药后病情渐稳。近半年来幻视症状加重，深思不安，表情淡漠，对周围环境无兴趣，自觉丢失魂魄，不断伸手想把魂魄拉回，对自己病症无主动陈述，但言语对答切题，记忆力可，定向全，胃纳差，寐欠，口淡苔腻，脉弦细。

【既往史】长期失眠，药物控制；否认高血压、糖尿病、冠心病等慢病史，否认结核、肝炎等传染病史。患者无药物过敏史，否认家族遗传史。

【中医诊断】郁证（肝气郁结，心神失养）。

【西医诊断】抑郁性神经症。

【治法】理气解郁，化痰醒神，健脾养心。

【处方】

（1）取穴：神门（双侧）、太溪（双侧）、内关（双侧）、巨阙（双侧）、气冲（双侧）、丰隆（双侧）、百会、神庭、太冲（双侧）、心俞（双侧）、肝俞（双侧）、膏肓（双侧）、哑门（双侧）、风府（双侧）。

（2）操作：患者穴位常规消毒，采用 0.25mm×40mm 一次性毫针，进针得气后轻插重提，行泻法，留针 20 分钟，起针不扪穴。针后背俞穴拔罐。

（3）方药：天竺黄 6g，姜半夏 9g，贝母 9g，陈皮 6g，莲子心 6g，全瓜蒌 9g，酸枣仁 15g，五味子 6g，青礞石 30g，郁李仁 12g，火麻仁 15g，炙甘草 6g，益智仁 9g，5 剂。

【复诊】2017 年 12 月 14 日。初诊治后神志有 2 天左右稳定，但夜寐欠安，仅能入眠四五个小时，神经过敏感觉及动作任存，苔净，脉弦细。针刺方同上，加膏肓、鸠尾穴位埋针。操作同前。

2017 年 12 月 18 日。患者夜寐较宁，大便欠畅，喉间痰盛，苔白腻，脉弦。自觉魂魄丢失，欲把它拉回仍见。取穴：丰隆（双侧）、气海、神门（双侧）、内关（双侧）、巨阙、建里、神庭、天柱（双侧）、心俞（双侧）、肝俞（双侧）。操作：针后心俞穴位埋针，余操作同前。方药：原方去益智仁，加远志 6g，改全瓜蒌 12g、酸枣仁 12g，每日 1 剂，共 5 剂。

2017 年 12 月 25 日至 12 月 29 日。连续治疗后，患者已无须母亲陪诊，且未感魂魄丢失等幻觉，神清，对答切题，偶见笑容，愿意主动倾诉一二。续又巩固治疗 10 余次，症情稳定。

【按语】心藏神，主神志，肝藏魂，主疏泄。若恼怒郁愤，则心气不平，肝失疏泄，气机失调，扰动心神而成癫；加之肝郁不解，木气太过，克伐脾土，水渎失职，痰湿内生，或肝郁化火，则痰火逆乱，心神被扰而成幻视幻听幻想；自闭家中，寡行少语，血行滞涩，瘀痰互织，升降之机失调，脾气不发，则痰气郁结，上扰清窍，以致蒙蔽心神；患者性格内向，心血内耗，脾失化源，心脾两虚，血不荣心，加之药物所伤，中州受损，中阳虚衰，神明失养，魂魄无所依，其病在心，其用在脑。因心为五脏六腑之大主，忧动于心则肺应，思动于心则脾应，怒动于心则肝应，恐动于心则肾应。脑为元神之府，神机之源。苏肇家老师治以理气解郁，化痰醒神，健脾养心。除针刺和药物治疗外，苏肇家老师诊余，亦反复强调需要同时重视精神安慰及移情易性方法的运用。

第六节 颤 证

【主诉】双手不自主抖动 10 年余,加重 1 年。

【现病史】10 年前无明显诱因下出现双手不自主抖动,写字时尤甚,至上海交通大学医学院附属仁济医院查头颅 MRI 无异常,诊断为特发性震颤,予口服多巴胺等,但出现心烦、恶心等不适,故停用。去年双手抖动加重,并出现双下肢抖动,无僵硬,无明显舌颤,生活自理。刻诊:双手抖动,偶有双下肢抖动,夜尿多,每夜 4 次,大便有排之不尽感,每日 2 次,成形,纳差,常有泛酸。

【既往史】慢性肾病史,慢性胃炎史。否认糖尿病、甲状腺病、冠心病、高血压。

【中医诊断】颤证(阴虚阳亢)。

【西医诊断】特发性震颤。

【治法】潜阳熄火除颤。

【处方】

(1) 取穴:取穴曲池(双侧)、手三里(双侧)、足三里(双侧)、太溪(双侧)、太冲(双侧)、支沟(双侧)、阳陵泉(双侧)、合谷(双侧)、肝俞(双侧)。

(2) 操作:患者穴位常规消毒,采用 0.25mm×40mm 一次性毫针,足三里穴温针,余穴平补平泻,留针 20 分钟。

【复诊】2013 年 5 月 6 日。左手抖动稍有好转,右手震颤较严重。取穴、操作同前。

2013 年 5 月 17 日。双手抖动缓解,颈项板滞疼痛感明显,舌淡苔薄,脉弦细。取穴:支沟(双侧)、阳陵泉(双侧)、合谷(双侧)、太冲(双侧)、曲池(双侧)、手三里(双侧)、肝俞(双侧)。操作:患者穴位常规消毒,采用 0.25mm×40mm 一次性毫针,上穴均平补平泻,留针 20 分钟。

2013 年 5 月 21 日。颈项板滞疼痛感基本消失,右手稍有颤动。舌绛苔净,脉浮。取穴、操作同前。

2013 年 5 月 24 日。双手震颤虽减未平,以右手较显,舌淡苔薄,脉弦细。取穴:支沟(双侧)、阳陵泉(双侧)、合谷(双侧)、太冲(双侧)、曲池(双侧)、手三里(双侧)、四神聪。操作同前。方药:生石决明 30g,天麻 9g,熟女贞子 12g，钩藤 2g，制全蝎 6g，地龙 9g，山茱萸 9g，炙甘草 6g，每日 1 剂，7 剂。

2013 年 5 月 28 日。患者手抖较前明显好转。取穴：合谷（双侧）、太冲（双侧）、支沟（双侧）、阳陵泉（双侧）、曲池（双侧）、手三里（双侧）、金门（双侧）、丘墟（双侧）。操作同前。

【按语】 "颤证"在中医学中又称"颤振""振掉""震颤"等。《金匮翼·颤振》曰："手足为诸阳之本，阳气不足，则四肢不能自主，而肝风得以侮之。肝应木，热生风，阴血衰则热而风生焉。故犯此症者，高年气血两虚之人，往往有之，治之极难奏功。"提示老年人手足震颤，多为阴虚内热，热盛生风。该患者正是高年之体，为阴虚阳亢、虚风内动、水亏火炽、风阳内扇而使。所以取支沟、阳陵泉、合谷、太冲以调气机之顺畅；足三里平气降逆；太溪、肝俞滋水涵木、柔肝熄风；曲池、手三里降逆止颤。同时配合中药汤剂口服，方中钩藤清热熄风，石决明、天麻平肝熄风，全蝎、地龙熄风通络，熟女贞子、山茱萸滋阴养血，针药合用，获得良好的效果。

第七节 癃 闭

案 王某，女，71 岁。2013 年 3 月 14 日初诊。

【主诉】 排尿困难，留置导尿 4 个月余。

【现病史】 2012 年 12 月因痔疮手术骶丛麻醉，术后见小便不通，依赖插导尿管解决，膀胱动力测定为"0"。历经膀胱锻炼、中药及西药治疗，未能解决，必须依赖留置导尿来解决排尿，其间曾多次拔出导尿管，虽尿意频急，但不能自主排尽，不得已再次插管至今。目前患者除小便不通外，余无明显不适，纳可，大便如常，舌淡苔薄，脉细濡。

【既往史】 痔疮手术史。否认高血压、糖尿病、冠心病等慢性病史，否认结核、肝炎等传染病史，否认外伤、中毒、输血史。

【中医诊断】 癃闭（肾气亏虚）。

【西医诊断】 尿潴留。

【治法】 补肾益气，助膀胱气化。

【处方】

（1）取穴：肾俞（双侧）、膀胱俞（双侧）、下髎（双侧）、中极、气海、三阴交（双侧）、阳池（双侧）。

（2）操作：患者穴位常规消毒，采用0.25mm×40mm一次性毫针，下髎行捻转泻法，其他穴位行捻转补法。上述诸穴均加温针，留针20分钟。

【复诊】2013年4月23日。再次来治，告知因尿路感染住院期间也因长期留置导尿管而使尿路感染久治难愈，而用自助导尿解决（即平时不用导尿管，在尿意频急，欲解不得时，由家属协助导尿排出，排尽后拔除导尿管），在住院期间和出院后1个月间，尽管膀胱胀甚，尿意频急，但偶有仅20mL左右尿液排出，仍需导尿方法解决小便之急。观其神色、脉、舌均无明显异常。取穴：取前方，加阳陵泉，提插补法加温针。当天晚上患者来电话告诉，已能每次排出150mL左右尿液。

2013年4月26日。取穴治疗同前。晚上患者来电告知又能自主排出250mL小便，可不依靠导尿。

2013年5月6日。取穴治疗同前。晚上患者来电告知已能自主排尿达300mL以上，已完全不用导尿了。

2013年5月24日。再次来门诊，告知在旅游期间，排尿已正常，且能在外出游览前有意识预先排空小便，如痔疮手术前一样。再予针灸治疗，以致巩固，取穴治疗同前。2013年9月27日电话随访正常。2016年3月20日电话随访一切正常。

【按语】"癃闭"一病在中医学中认为病位主要在膀胱、肾、三焦，如《素问·五常政大论》曰："其病癃闭，邪伤肾也。"《素问·宣明五气》曰："膀胱不利为癃。"《灵枢·本输》曰："三焦……实则闭癃，虚则遗溺。"该患者因高龄之体肾气渐虚，更因手术经脉受损，脉络失畅，而致下元不足，膀胱气化失司，见小便困难，需用导尿才能勉强排尿，十分痛苦。苏肇家老师在治疗上不仅常规局部取穴用中极、气海、下髎、膀胱俞来增强膀胱气化功能，结合补三阴交、肾俞以补肾固涩。另外，还取手少阳经原穴阳池，更取足少阳经之阳陵泉同气相求，以助三焦气化，此法兼顾了膀胱、肾、三焦，获得满意疗效，也验证了《黄帝内经》中对"癃闭"一症病机的阐述，与经旨暗合。

第八节　遗　尿

案　叶某，男，45岁。2012年12月4日初诊。

【主诉】尿床3天。

【现病史】 患者有成人睡眠呼吸暂停综合征多年，夜间睡眠中打鼾严重，近3天又出现连续尿床。日间小便正常，无腰痛、腰酸。体胖，神色疲惫，呼吸较促，苔白腻，脉弦滑。血压160/86mmHg。

【既往史】 有高血压、高血脂史多年。否认糖尿病、冠心病等慢性病史，否认结核、肝炎等传染病史，否认外伤、中毒、输血史。

【中医诊断】 遗尿（痰浊内阻，肾气不固）。

【西医诊断】 成人睡眠呼吸暂停综合征。

【治法】 健脾化痰，补肾固涩。

【处方】

（1）取穴：关元、中极、三阴交（双侧）、肾俞（双侧）、膀胱俞（双侧）、哑门、百会、天枢（双侧）、丰隆（双侧）。

（2）操作：患者穴位常规消毒，采用0.25mm×40mm一次性毫针，关元、中极、三阴交、肾俞、膀胱俞诸穴捻转补法并加温针，哑门、百会留针20分钟。

【复诊】 2012年12月7日。患者诉夜间遗尿连日未见，神困尚存。取穴治疗同前法。

2012年12月14日。患者诉自治疗以来未见遗尿，神困亦减。取穴治疗同前法。

2012年12月18日。患者诉近日劳累太过，又见遗尿一次，考虑症状反复，脑窍失守，肾志不坚，膀胱失约，但其根本是痰浊上阻而引起，故应以健脾化浊，豁痰为重，兼补肾固涩。取穴：中脘、建里、足三里（双侧）、三阴交（双侧）、阴陵泉（双侧）、中极、关元、肾俞（双侧）、脾俞（双侧）、膀胱俞（双侧）、丰隆（双侧）、天枢（双侧）。操作：穴位常规消毒，采用0.25mm×40mm一次性毫针，中脘、建里、足三里、三阴交、阴陵泉、中极、关元、肾俞、脾俞、膀胱俞诸穴用捻转补法并温针，丰隆、天枢用捻转泻法。

此诊后遗尿未见出现，鼾声也减轻。以后断断续续治疗至2013年1月，在此期间遗尿未复出现。据其妻子反映，呼吸暂停现象也已消失，鼾声也减轻了许多，患者自述精神好多了，体重减轻3.5kg。

2013年9月28日，电话随访，无遗尿，鼾声平稳，但体重增加了。

2016年3月20日，电话随访，打鼾仍有，呼吸暂停偶作，至今未发生遗尿。

【按语】 遗尿多见于小儿或老年人，该病为成年人夜间遗尿之症，比较少见。传统中医学对"遗尿"一病早有认识，汉代《灵枢·九针论》有云"膀胱不约为遗溺"。而"遗尿"之症多见于小儿，本案患者为一成年男子，夜间遗尿，较为少见，而该患者形体肥胖壮实，痰湿素重，痰浊上阻喉窍，则见鼾声连连，上蒙清窍，神识不明。神明才能志坚，肾志不坚固涩无权，膀胱失约而见遗溺。其病因病机主要是痰湿内阻为标，肾气不固为本，与常见的病因病机不同。苏肇家老师根据辨证论治，取脾经、肾经、任脉上的腧穴及背俞穴健脾补肾，温暖膀胱，兼以泻丰隆、天枢以化痰消食，标本同治，收效甚速。而根据辨证治疗后患者的夜间打鼾也明显好转。

第九节 阳 痿

案 唐某，男，36岁，2016年12月20日初诊。

【主诉】性功能降低1个月余。

【现病史】患者平素工作较为繁忙，近1个月连续加班，劳累太过，出现性欲下降，甚至阳事不举或举而不坚，晨勃消失，易疲倦，尿频，偶有腰酸。于男性专科就诊检查，行膀胱、输尿管、前列腺超声检查，均提示未见明显异常；性激素五项、T_3、T_4、尿常规检查基本正常，故为求进一步治疗来陆瘦燕名老中医工作室门诊。刻诊：性欲降低，阳痿，晨勃消失，易疲倦，白天尿频，偶有腰酸，夜尿每晚1~2次，大便调，夜寐欠安。舌体胖大边有齿痕，舌淡苔薄白腻，脉沉濡。

【既往史】否认糖尿病、高血压等慢性病史，偶时小量饮酒，无吸烟史，否认外伤、手术及输血史。育有一子，体健。

【中医诊断】阳痿（肾阳虚衰）。

【西医诊断】性功能降低。

【治法】温补肾阳。

【处方】

（1）取穴：命门、肾俞（双侧）、志室（双侧）、下髎（双侧）、百会、气海、中极、足三里（双侧）、三阴交（双侧）、太溪（双侧）。

（2）操作：患者穴位常规消毒，采用0.25mm×40mm一次性毫针，针刺诸穴得气后，命门、肾俞行温针，留针20分钟。

（3）隔姜灸：取关元、气海，灸3壮。

（4）火罐：取中极、肾俞、膀胱俞。先针刺后拔罐，留罐5分钟。

（5）方药：制黄芪12g，制升麻6g，覆盆子12g，菟丝子12g，淫羊藿15g，锁阳12g，金樱子12g，山茱萸12g，肉苁蓉12g，肉桂6g，五味子6g，桑螵蛸15g，炙甘草6g。每日1剂，水煎，早晚分服。

【复诊】2016年12月30日。患者性生活较前略有改善，晨勃不显，工作后无易疲倦感，胃纳可，白天已无尿频，每晚夜尿1次，大便调，夜寐尚宁。舌体胖大边有齿痕，舌淡苔薄白，脉濡。守一诊方，针刺去气海，加关元，隔姜灸气海，3壮，余法续治。

2017年1月3日。患者性生活较前改善明显，晨勃已稍显，胃纳可，二便调，近几日加班后夜寐欠安。舌体稍胖大边有齿痕，舌淡苔薄白，脉濡。守上方，针刺续治；原方加怀山药12g，芡实12g，大枣9g，10剂。患者针灸续治10次并配合中药汤剂后，性生活已恢复正常。

【按语】《黄帝内经》已有"阳痿"症状记述。"阳器不用"（《灵枢·邪气脏腑病形》），"阳密则固，精旺则强，伤于内则不起，故阳之痿"（《类证治裁》）。肾居腰中，藏精，为一身阳之根，又功主生殖。《类证治裁》有论其原因："多由色欲精竭，或思虑劳神，或恐惧伤肾，或先天羸弱……宗筋弛纵，而致阳痿者。"

本案因劳累太过，久劳伤肾，肾阳虚惫，致兴阳不举。取命门、志室、肾俞补肾益阳；百会、足三里升阳举陷；太溪，足少阴之原穴，足少阴经筋上结于内踝，聚于阴器，取太溪以益肾强筋之功；隔姜灸气海、关元以暖丹田，祛除精寒，佐以中药辅之。经5次治疗，阳痿现象明显改善。

第十节　阴　痒

案　田某，女，42岁，2014年10月17日初诊。

【主诉】外阴瘙痒伴抽痛时发1年余。

【现病史】平素体虚，1年前无明显诱因下自觉外阴瘙痒与抽痛时发，带下较少，服用中药及抗炎治疗未见明显改善。月经5～6/25天，量中等，无腹痛，生育史1-0-0-1，否认不洁性接触史，末次月经（Lmp）：2014年10月4日，子宫肌瘤史2年。就诊时外阴瘙痒与抽痛伴发，失眠，心烦，因工作压力大而症情加重，甚则头痛。纳差，二便调。体格检查见阴道分泌物检查未见明显异常。舌红苔薄白，脉细。

【既往史】否认糖尿病、冠心病、高血压等慢性病史，否认结核、肝炎等传染病史，否认外伤、输血史。

【中医诊断】阴痒（脾肾亏虚兼有冲任失调）。

【西医诊断】外阴瘙痒。

【治法】调理脾肾，佐以调冲任。

【处方】

(1) 取穴：百会、内关（双侧）、公孙（双侧）、关元、归来（双侧）、三阴交（双侧）、足三里（双侧）、阴陵泉（双侧）、脾俞（双侧）、肾俞（双侧）、次髎（双侧）、下髎（双侧）。耳针：神门、肺、交感、皮质下、内分泌。

(2) 操作：患者穴位常规消毒，采用 0.25mm×40mm 一次性毫针，三阴交、足三里、关元温针，余穴提插补泻，留针 30 分钟。耳穴以王不留行贴内分泌点，嘱患者自行按压，每日 3~4 次，每次每穴按压半分钟。医嘱：保持会阴清洁卫生，避免肥皂水烫洗及搔抓等强刺激损伤。

【复诊】2014 年 10 月 21 日。瘙痒与抽痛交替发作，睡眠有好转。痔疮发作数日，便后出血，大便干结。舌红苔薄黄，脉细数。取穴：百会、内关（双侧）、公孙（双侧）、太冲（双侧）、三阴交（双侧）、足三里（双侧）、鸠尾、中脘、支沟（双侧）、脾俞（双侧）、肾俞（双侧）、肝俞（双侧）、次髎（双侧）、下髎（双侧）。耳针：神门、交感、内分泌、子宫。操作：足三里温针灸 1 壮，余穴提插补泻，留针 30 分钟。耳穴贴以王不留行，嘱患者自行按压，每日 3~4 次，每次每穴按压半分钟。

2014 年 10 月 24 日。会阴抽痛 2 日未见，睡眠已稳，偶有耳鸣。今晨大便仍出血，不成条。舌红苔薄白，脉细。治则仍以调理脾肾，佐以调冲任。取穴：前方加听宫（双侧）、翳风（双侧）。操作：足三里温针灸 1 壮，余穴提插补泻，留针 30 分钟。耳穴贴以王不留行，嘱患者自行按压，每日 3~4 次，每次每穴按压半分钟。

【按语】《诸病源候论·妇人杂病诸候》曰："肾荣于阴器，肾气虚……为风邪所乘，邪客腠理，而正气不泄，邪正相干，在于皮肤故痒。"患者平素体虚，肾虚湿蕴，下注外阴，任脉、冲脉又出中极之下，故该病与脾、肾有关，并涉及冲任二脉，故治疗以调理脾肾为主，佐以调冲任。《针灸甲乙经》："女子苍汁不禁、赤沥、阴中痒，下髎主之……女子绝子、阴痒，阴交主之。"取三阴交、足三里、阴陵泉理脾化湿；次髎、下髎为治疗妇科疾患常用穴之一；关元培元固本、补益下焦，合脾俞、肾俞、归来、公孙，健脾肾、调冲任；内关主治心胸疾病，调理心神以改善睡眠、消除焦虑。二诊患者症情已有所缓解，因便秘导致痔疮出血，因此配以支沟润肠通便，鸠尾、中脘、肝俞疏肝理气。三诊患者瘙痒抽痛未诉，睡眠已改善，加听宫、翳风通窍复聪。该病案阴痒与失眠兼有，以阴痒为主症，失眠为次症，辨证施治当两者兼顾。

第十一节 阴 挺

案 陶某,女,50 岁。2013 年 8 月 27 日初诊。

【主诉】子宫脱垂 2 周。

【现病史】因劳累太过,子宫脱垂(三度)2 周,胯间异物感,行走受碍,在外院妇科即中西医治疗未获显效,2013 年 8 月 27 日来工作室求治。来诊时见面色欠华,形寒乏力,少腹胀坠,舌胖苔白,脉濡细。此为肝脾肾俱虚,气血不足,中气下陷所致,治当补肾健脾益肝,升阳益气。

【既往史】否认高血压、糖尿病、冠心病等慢性病史,否认结核、肝炎等传染病史,否认外伤、中毒、输血史。

【中医诊断】阴挺(中气下陷,肝肾不足)。

【西医诊断】子宫脱垂。

【治法】升提举陷,补益肝肾。

【处方】

(1)取穴:百会、关元、气冲、三阴交(双侧)、阴陵泉(双侧)、阳陵泉(双侧)、阳池(双侧)、肾俞(双侧)、脾俞(双侧)、肝俞(双侧)。

(2)操作:患者穴位常规消毒,采用 0.25mm×40mm 一次性毫针,以上穴位均行补法,肾俞、脾俞加以温针,留针 20 分钟。

【复诊】2013 年 9 月 3 日。自觉子宫脱垂好转,走路胯间异物感减轻。治疗同前。

2013 年 9 月 7 日。少腹坠胀已平,胯间异物感消除,行走如常,但尚感项背畏寒,脚膝乏力。针刺:上方加风池(双侧)、风府(双侧),温针。

2013 年 9 月 24 日。自诉子宫脱垂症状已消失,脚膝仍感乏力。上方加取梁丘(双侧)、阳陵泉(双侧)、足三里(双侧),温针,余治同前,建议妇科复查。数日后患者来电告诉,经妇科检查无异常。

2013 年 10 月 11 日电话随访,诸症已除,畏寒、脚膝乏力明显改善。

【按语】"子宫脱垂"在中医学中称为"阴挺"。对于该病的病机,中医学中主要有三种:一是气虚下陷,二是湿热下注,三是肝气郁结,如《彤园医书·阴挺》曰:"有因临产用力太过者,有因胞络伤损者,有因气虚下陷者,有因湿热下注者。"本案患者为一中年女性,因劳累后出现阴挺,辨证为肝肾不足,中气下陷。任脉起于胞中，足厥阴经脉过阴器，治疗中首取任脉、足太阴经、足少阴经、足厥阴经腧穴，并脾、肾、肝三脏聚于背部之背俞穴，以培补肝肾、健脾益中、升举扶脱。经 3 次治疗而愈。

第十二节　带　下

案　何某，女，52 岁。2015 年 12 月 1 日初诊。

【主诉】反复阴部痒痛、白带增多半年余。

【现病史】患者绝经 3 年，半年前出现阴部瘙痒刺痛，白带增多，外院就诊诊断为"老年性阴道炎"，未予正规系统性治疗。劳累后症状加重，偶有胸闷不适，平素时感肢体困重，易乏力倦怠，善太息。刻诊：阴部痒痛，白带增多，干涩，无异味，小便频数，大便调，夜寐尚安。舌体胖大边有齿痕，舌淡苔薄白，脉濡细。

【既往史】否认糖尿病、冠心病、高血压等慢性病史，否认结核、肝炎等传染病史，否认外伤、输血史。

【中医诊断】带下（冲任失调，肝脾肾俱虚）。

【西医诊断】老年性阴道炎。

【治法】调理冲任，和肝补肾健脾。

【处方】

（1）取穴：关元、阴陵泉（双侧）、三阴交（双侧）、公孙（双侧）、太冲（双侧）、肝俞（双侧）、脾俞（双侧）、肾俞（双侧）、次髎（双侧）、下髎（双侧）。

（2）操作：患者穴位常规消毒，采用 0.25mm×40mm 一次性毫针，针刺诸穴得气后，关元行提插补法，以针感放射至阴部为度，留针 20 分钟。针刺后取穴肝俞、脾俞、肾俞拔罐，留罐 5 分钟。

（3）方药：柴胡 9g，郁金 9g，香附 9g，青皮 6g，茺蔚子 12g，菟丝子 12g，仙茅 15g，淫羊藿 15g，知母 9g，黄柏 9g，土茯苓 20g，椿根皮 12g，杏仁肉 9枚，炙甘草 6g。每日 1 剂，水煎，早晚分服。

【复诊】2015 年 12 月 4 日。患者阴部瘙痒刺痛缓解，带下较前减少，胸闷及小便频数均减轻，夜寐欠安多梦。舌体稍胖大，边有齿痕，舌淡苔薄白，脉濡细。针刺守法续治 1 次，原方去青皮、知母，加磁石 30g。

2015 年 12 月 8 日。患者偶有阴部瘙痒，无刺痛，带下较前减少，腰酸，二便调，夜寐欠安。舌体稍胖大边有齿痕，舌淡苔薄白，脉濡。针刺加取关元俞，且与肾俞佐以温针。原方去磁石，加龙齿 30g。后续治 2 次，阴痒、带下均已除，余症基本缓解。

【按语】老年性阴道炎是围绝经期妇女常见病、多发病之一。中老年妇女进入围绝经期后，随着肾气渐损，冲任虚微，天癸枯竭，月事断绝，或肝阴耗损、生化无源，精血不足而无法下注血海，以致阴部失荣，可出现阴道干涩、作痒、刺痛等主要症状；肾之虚疲，脾之化湿，因之受损，湿而蕴热，袭于阴部，而见阴部灼热、分泌物增加、带下异味等症状。故该病的发生与肝、肾二脏密切相关，主要涉及冲任二脉。

本案为绝经后女性，肝肾不足，脾虚湿盛，冲任失荣，带脉失约，湿热下注阴部，带下绵绵；肾气不充，封藏失职，膀胱失约而致腰酸、小便频数；气血亏虚，心神失养，而致多梦少寐；肝失疏泄，气机郁结而致胸闷等诸症。患者初诊时苏肇家老师针刺以和肝补肾健脾、理气生血为主，辅以中药疏肝理气、补肾滋阴、利湿止带。二诊时，患者主症改善，出现多梦，故方药中加磁石镇惊安神。三诊时患者兼有腰酸、夜寐仍欠安，故加关元俞疏通腰部气血运行，温针肾俞调补肾气；方药去磁石，加龙齿宁心安神。治疗 5 次后患者周身经气畅行，局部气血充实，体内湿邪已除，阴阳平衡，故而病愈。

第十三节　经前期综合征

案　陆某，女，41 岁。2016 年 6 月 7 日初诊。

【主诉】反复经前头痛 14 年。

【现病史】患者 13 岁初潮，27 岁时因工作过度繁忙后出现经前头痛，每逢经前 2~3 天出现头痛，以持续性胀痛为主，可连续 4~5 日，甚则头痛加剧伴恶心呕吐、持续至经期结束，口服止痛片及平卧休息稍有缓解，严重影响日常工作及生活。曾于外院就诊，行头颅 CT、TCD 检查未见明显异常；妇科超声示子宫位置、子宫内膜无明显异常。考虑"经前期综合征"，间断服用中药汤剂调理，病情缓解不明显。平素经前伴有双乳胀痛，月经量较少，色偏暗，月经 7~8/30~35 天，量少，有痛经，生育史 0-0-0-0，否认不洁性接触史，Lmp：2016 年 6 月 1 日。刻诊：偶有两胁胀痛，胃纳可，二便调，夜寐安。舌暗苔薄白，脉浮。

【既往史】否认高血压、糖尿病等慢性病史，否认外伤、手术史。

【中医诊断】经行头痛（肝郁气滞）。

【西医诊断】经前期综合征。

【治法】柔肝理气，调和冲任。

【处方】

（1）取穴：阳陵泉（双侧）、阴陵泉（双侧）、支沟（双侧）、足三里（双侧）、三阴交（双侧）、合谷（双侧）、太冲（双侧）、肝俞（双侧）、中极。

（2）操作：患者穴位常规消毒，采用0.25mm×40mm一次性毫针，针刺诸穴得气后，中极行提插泻法，以针感放射至阴部为度，留针20分钟。针刺后，取关元、肝俞拔罐，留罐5分钟。

【复诊】2016年6月17日。患者无明显不适主诉，一般情况可。舌淡红苔薄白，脉细。针刺守法续治1次。

2016年7月5日。患者月经将临，一般情况可。查舌淡红苔薄白，脉细濡。守一诊方，针刺加关元、肾俞（双侧）、次髎（双侧）、下髎（双侧）。

2016年7月8日。患者今晨起右侧颞部隐痛，月经尚未至，余无不适。舌淡红苔薄白，脉浮。针刺续前治1次。

2016年8月5日。患者上次月经2016年7月10日来潮，经临头痛、腹痛均较以往缓解，经量正常，7天结束。舌淡红苔薄白，脉浮。针刺续前治1次。

2016年8月9日。患者今晨月经来潮，无腹痛，但左颞部头痛仍现，不剧烈。舌苔薄白，脉细濡。针刺：取穴守前方，加太阳（左侧）、头维（左侧）、风池（左侧）、率谷（左侧）。

2016年8月30日。患者前次月经准时，腹痛减，但头痛仍现。舌淡红苔薄白，脉浮。针刺续前治1次。

2016年10月11日。患者近日经临腹痛已除，右侧头痛虽现较缓，偏甚于右侧，无明显腰酸。舌淡红苔薄白，脉浮。针刺取穴关元、足三里（双侧）、三阴交（双侧）、太冲（双侧）、头维（双侧）、率谷（双侧）、肾俞（双侧）、次髎（双侧）、下髎（双侧），常规进针得气后，关元行提插泻法，留针20分钟。

2016年11月8日。患者经临无明显腹痛，头痛缓解明显，间歇性疼痛，可耐受，经期准时而行但经行欠畅，余者无明显腰酸。舌淡红苔薄白，脉浮。针刺续前治1次。

【按语】每逢月经期或者经行前后，出现明显头痛，周期性反复发作，经后则止，称为经行头痛。头为诸阳之会，精明之府，五脏六腑之气血皆上荣于头，是髓海所居之处，无论外感六淫之邪，或脏腑内伤之变，均能导致头痛。经行时精血下注冲任、胞宫，阴血耗损，虚阳乘虚上越，扰动清宫，而致头痛。该患者为中青年女性，平素工作繁忙，压力过大，耗精伤神，肝失和畅，加之经期耗血，虚阳上逆，扰动清窍而致。故以从肝论治，治以调和冲任，柔肝理气。其中阳陵泉、阴陵泉，合谷、太冲两组对穴，一阴一阳，一气一血，一脏一腑，一升一降，协调升降、顺接阴阳；阳陵泉配支沟，手足同名经穴相配，疏通经气、调和气血；关元、中极通调冲任；足三里、三阴交补益气血；风池、头维、率谷通经活络、清脑开窍止痛；次髎、下髎为治疗月经不调、痛经等妇科疾患之常用穴；配合肝俞、肾俞调理相应脏腑之虚实。诸穴合用，共奏调理脏腑、平衡阴阳、通达气血之功，气顺则血和，疼痛自除。

第十四节　围绝经期综合征

案　褚某，女，47 岁。2016 年 4 月 15 日初诊。

【主诉】反复潮热汗出半年余，加重 2 周。

【现病史】半年前患者出现阵发性潮热汗出，时有心烦、入睡困难，月经周期逐渐延长、经量减少。曾于外院就诊，诊断为"围绝经期综合征"，予谷维素、阿普唑仑等药物口服治疗，症情稍有缓解。近 2 周患者工作过度劳累后症情加重，加伴有胸闷、情绪低落、腰背牵痛等，故于门诊进一步求诊。刻诊：潮热汗出，伴心烦胸闷，善太息，自觉喉中痰凝，双眼干涩，口干口苦，腰酸乏力，胃纳不佳，二便调，夜寐差。体格检查：血压 130/85mmHg，精神欠振，面色暗淡，语声低微，两肺呼吸音清，未及杂音，心率 72 次/分，律齐，腹诊（－）。舌红苔薄黄，脉细弦。

【既往史】否认糖尿病、冠心病、高血压等慢性病史，否认结核、肝炎等传染病史，否认外伤、输血史。已婚，育有一子；月经 2～3/40 天，量少，无腹痛，生育史 1-0-0-1，否认不洁性接触史，Lmp：2016 年 2 月 10 日。

【中医诊断】绝经前后诸症（肝肾不足）。

【西医诊断】围绝经期综合征。

【治法】养肝益肾，疏肝理气。

【处方】

（1）取穴：中脘、关元、合谷（双侧）、内关（双侧）、太冲（双侧）、支沟（双侧）、阳陵泉（双侧）、足三里（双侧）、三阴交（双侧）、心俞（双侧）、肝俞（双侧）、肾俞（双侧）。

（2）操作：患者穴位常规消毒，采用0.25mm×40mm一次性毫针，针刺诸穴得气后，中脘、足三里行温针，留针20分钟。针刺后取中脘、心俞（双侧）、肝俞（双侧）、肾俞（双侧）拔罐，留罐5分钟。

【复诊】2016年4月22日。患者诸症均有缓解，舌红苔薄黄，脉细弦。守一诊方，针刺续治1次。

2016年5月3日。患者潮热汗出、口干较前缓解，偶感胸闷不适，胃纳尚可，近2日尿频又现，大便调，夜寐尚安。舌红苔薄白，脉细弦。针刺去中脘，加复溜（双侧）、太溪（双侧）。针刺续治1次。方药：柴胡9g，郁金9g，葛根9g，茺蔚子12g，淫羊藿12g，仙茅12g，白芍9g，生地黄12g，佛手3g，鳖甲9g，五味子6g，酸枣仁12g，大枣9g，5剂，水煎300mL，饭后温服。嘱患者停服阿普唑仑。后患者针刺续治10次，配合中药调理，症情基本已除，情绪平稳，二便调，胃纳可，夜寐安。停服谷维素，建议每周治疗1次，巩固疗效。

【按语】《素问·上古天真论》云："女子七七，任脉虚，太冲脉衰少，天癸竭，地道不通，故形坏而无子也。"妇女在五旬前后天癸渐竭，月经紊乱欲绝，肾气渐衰，冲任二脉虚亏，可出现诸多阴阳失衡、气机紊乱之象，如烘热面赤、头晕目眩、心烦易怒、潮热汗出、胸闷心悸、失眠梦扰诸多等。本案患者年近五旬，正属更年期间，冲任虚亏，肝肾不足，虚阳偏盛，肝失疏泄。治拟调冲任，滋肾柔肝，疏调气机，以达阴平阳秘、疏肝理气、宁心安神。穴取合谷、太冲、阳陵泉、支沟通调气血；关元、三阴交、肾俞、肝俞益肾柔肝、疏肝理气；中脘、足三里助生化之源，以荣全身器官，并辅以中药，针药结合，经5次治疗，诸症明显改善。

第十五节　咽　　炎

案　吴某，女，43岁。2015年7月21日初诊。

【主诉】咽部不适，咽痒5年余。

【现病史】患者5年来咽部不适，咽痒反复发作，伴咽部时有灼热感、异物感，刺激性咳嗽时有，偶有咽痛，时觉头重、眩晕。未曾系统治疗，现为求进一步改善症状，遂来就诊。刻诊：咽部不适，咽痒，时有灼热感及异物感，胃纳佳，夜寐可，二便调，舌淡苔黄腻，脉濡滑。

【既往史】否认高血压、糖尿病、冠心病等慢性病史，否认结核、肝炎等传染病史，否认外伤、中毒、输血史。

【中医诊断】喉痹（痰火郁结）。

【西医诊断】咽炎。

【治法】养阴利咽，化痰散结。

【处方】

（1）取穴：天突、列缺（双侧）、照海（双侧）、太溪（双侧）、合谷（双侧）、阳陵泉（双侧）、支沟（双侧）、太冲（双侧）、足三里（双侧）、丰隆（双侧）、肝俞（双侧）、脾俞（双侧）。

（2）操作：患者穴位常规消毒，采用 0.25mm×40mm 一次性毫针，以上诸穴均行平补平泻法，留针 20 分钟。

【复诊】2015 年 7 月 24 日。咽部不适，咽痒如前，伴灼热感及异物感，胃纳佳，夜寐可，二便调，舌淡苔黄腻，脉濡滑。遵前法继续针灸治疗。

2015 年 7 月 28 日至 2015 年 8 月 18 日。咽部不适感缓解，尤以灼热感明显减轻，异物感减轻，无咽痛，近日头胀感亦渐消，胃纳可，夜寐佳，二便调，舌淡苔黄，脉细。针刺治疗同前。按上方患者继续经过 5 次治疗后，咽部不适诸症明显改善。随访 3 个月，疗效巩固。

【按语】咽炎属中医学"喉痹"范畴，临床表现为咽部不适、微痛、干痒、灼热感、异物感等。咽喉下接食管，通于胃；喉接气管，通于肺。《诸病源候论·喉痹候》："喉痹者，风热邪毒、虚火上炎容于其间故也……热乘其肺而搏咽喉，故喉痹也。"发病机制主要有气结、痰阻、络瘀、津伤之说。苏肇家老师认为，本案患者多因情志所伤，导致肝气郁结化火上炎，煎熬津液，气为痰滞，痰因气结，痰气搏结而形成此病。天突位于咽部，为阴维脉、任脉之会，为治疗咽炎之要穴，刺之可养阴清热，化痰利咽；太溪为足少阴经原穴，照海为足少阴经和阴跷脉交会穴，两脉均循行于喉咙，取之具有调经气，补肾阴之功；列缺既是肺经之络穴又通任脉，故既能宣肺散热，又可滋阴利咽，标本兼治；合谷、丰隆、足三里皆属阳明之脉，途经咽喉，既合"经脉所过，主治所及"之理论，又各有其功，取丰隆、足三里则益气健脾化痰以治其标；支沟、阳陵泉可调肝理气，疏通经气；肝俞、脾俞为脏腑背俞穴，取其可通调脏腑经气，治其本。诸穴配伍，共奏其效。

第十六节　过敏性鼻炎

案　温某,男,35 岁。2016 年 8 月 16 日初诊。

【主诉】鼻塞、喷嚏频作 3 年余。

【现病史】患者 3 年前无明显诱因下出现鼻塞、喷嚏频作,头痛不显,无鼻痒,无结膜充血等其他特殊不适。曾于外院药物治疗,效果不甚理想。刻诊:鼻塞、喷嚏频作,呈间歇性发作,头痛不显,胃纳一般,夜寐尚可,二便调,舌淡苔薄黄,脉浮。

【既往史】否认高血压、糖尿病、冠心病等慢性病史,否认结核、肝炎等传染病史,否认外伤、中毒、输血史。

【中医诊断】鼻渊（肺气虚寒）。

【西医诊断】过敏性鼻炎。

【治法】温肺固表,祛风通窍。

【处方】

（1）取穴:印堂、上星、鼻通（双侧）、合谷（双侧）、太渊（双侧）、尺泽（双侧）、足三里（双侧）、肺俞（双侧）、风池（双侧）、天柱（双侧）、内庭（双侧）。

（2）操作:患者穴位常规消毒,采用 0.25mm×40mm 一次性毫针,以上诸穴均行平补平泻法,留针 20 分钟。

（3）中药外熏:辛夷花 3g,苍耳子 6g,鹅不食草 6g。

【复诊】2016 年 8 月 23 日。近日鼻塞、喷嚏仍有,鼻涕时有,无头痛,苔薄脉浮。按前方继续针灸治疗。

2016 年 8 月 26 日至 2016 年 9 月 13 日。鼻塞打喷嚏针后已减缓,尚有清涕,无头痛,舌苔薄,脉浮。按上方患者经过 5 次治疗后,诸症明显缓解。随访 3 个月,症状减轻,疗效维持。

【按语】过敏性鼻炎属中医学"鼻渊"的范畴。正气虚怠,表卫不固,风寒之邪乘而入侵,肺气失宣,鼻为肺窍,首当其冲。治以温肺固表,祛风通窍。取印堂、上星、鼻通,以通窍祛闭;风池、天柱祛邪通络;合谷为治疗五官病之常用穴;太渊、尺泽、肺俞宣肺通络;足阳明经脉始于鼻,取足三里、内庭,以助通窍之力,再佐以中药外熏,经 5 次治疗,症状明显改善。

第十七节 舌 萎

案 丁某,男,68岁。2013年1月4日初诊。

【主诉】鼻咽癌放化疗术后动舌不利,构音障碍5年。

【现病史】2004年发现鼻咽癌,行放疗,出现口干、唾液少,后自行恢复。2007年鼻咽癌复发,又行放疗,后出现口干、唾液少,渐进性构音困难,面肌萎缩,并伴脑鸣。曾行针灸治疗,脑鸣好转,但仍有口干、言语不利,吞咽困难。刻诊:口干,津少,言语含糊,吞咽困难,伸舌转动困难。大便可,小便短赤。舌绛红,苔少有裂纹,脉细数。

【既往史】否认高血压、糖尿病、冠心病等慢性病史,否认结核、肝炎等传染病史,否认外伤、中毒、输血史。

【中医诊断】舌萎(心阴亏虚)。

【西医诊断】鼻咽癌放疗后。

【治法】调补心阴,益津宣窍。

【处方】

(1)取穴:通里(双侧)、合谷(双侧)、关冲(双侧)、三阴交(双侧)、复溜(双侧)、风府、金津、玉液。

(2)操作:患者穴位常规消毒,采用0.25mm×40mm一次性毫针,金津、玉液点刺,风府疾刺不留针,余穴位留针20分钟,三阴交、复溜加以温针。

(3)方药:桔梗9g,麦冬9g,川石斛9g,玄参9g,炙甘草6g,每日1剂,7剂。

【复诊】2013年1月8日。患者仍口干,舌活动不利。针刺取穴通里(双侧)、合谷(双侧)、关冲(双侧)、三阴交(双侧)、复溜(双侧)、风府、金津、玉液、曲泉(双侧)、委阳(双侧)、心俞(双侧)。操作同前。

2013年3月5日。患者伸舌改善。针刺治疗同前。

期间患者工作繁忙,基本每周来诊一次,症状无显著改善。

2013年4月9日。患者言语不清改善,伸舌尖可平下唇前缘。现于4月初因扫地时不慎,左膝内侧闪挫,疼痛局部有压痛可见,行走尚利,局部未见明显肿胀。舌淡红苔净,脉浮。针刺取穴通里(双侧)、神门(双侧)、合谷(双侧)、印堂、内外膝眼(左侧)、阳陵泉(双侧)、阴陵泉(双侧)、地机(左侧)、照海（双侧）、太溪（双侧）。操作：舌中疾刺。各穴留针 20 分钟，膝眼加以温针。

2013 年 4 月 16 日。患者舌伸展似见改善，现舌尖已伸出在口唇外缘。治疗同前。如此陆续治疗至 5 月底，舌尖已能伸出下唇外 1cm。

【按语】"舌萎"最早见于《灵枢·经脉》"肌肉软，则舌萎人中满"，主要指舌体萎废，不能转动。后世医家还指出舌萎可伴有声音嘶哑，如《张氏医通·喑》："若久病后，或大失血后，舌萎不能言，大虚挟寒例治之。"而其病因病机主要与足少阴经、足太阴经、手少阴经三条经脉有关。如《冯氏锦囊秘录·方脉咳嗽合参》认为"然足少阴脉挟舌本，而足太阴脉络舌旁，手少阴脉系舌本。若三脉虚则痰涎乘虚，闭塞其脉道，而舌不能转运言语也。三经血少，不能营舌，亦令人喑"。该病患者放射治疗损其经脉伤及舌窍，舌为心窍，所以治疗上取手少阴经、足少阴经肘膝以下五输穴，以营经络经气及养荣心肾。辅以局部腧穴及金津、玉液养津宣窍，并结合中药内服，针药结合，取得改善舌窍功能的效果。

第十八节　颌　痛

案　金某，女，48 岁。2016 年 12 月 6 日初诊。

【主诉】反复右侧面颊疼痛伴张口不利数年，加重 1 天。

【现病史】数年前患者咬食硬物时突发右侧面颊疼痛，张口不能，于外院就诊，诊断为"颞颌关节紊乱"，经口服消炎药物配合针灸治疗后症情缓解，但每逢咬食不当或疲劳过后易反复发作。昨日患者咀嚼食物时突发右侧颞下颌关节处弹响声，随即出现右侧面颊胀痛，伴张口不利，自行热敷后无缓解，故予门诊进一步就诊。刻诊：右侧面颊疼痛牵涉至头部颞侧，伴张口不能，无头晕，无耳鸣，胃纳不佳，二便调，夜寐不安。体格检查：右侧面部无红肿，双侧额纹、双侧鼻唇沟对称，右侧颞下颌关节压痛（-），右侧乳突压痛（-），皱眉、耸鼻、鼓腮均可，张口不能，双侧面部浅表感觉对称。舌淡红苔薄白，脉弦。

【既往史】否认糖尿病、冠心病、高血压等其他慢性病史，否认结核、肝炎等传染病史，否认外伤、手术及输血史。

【中医诊断】颌痛（气滞血瘀）。

【西医诊断】颞颌关节紊乱。

【治法】理气活血，通络止痛。

【处方】

（1）取穴：太阳（右侧）、头维（右侧）、下关（右侧）、颊车（右侧）、翳风（右侧）、耳门（右侧）、合谷（双侧）、足三里（双侧）。

（2）操作：患者穴位常规消毒，采用 0.25mm×40mm 一次性毫针，针刺诸穴得气后，下关、颊车、耳门行温针，留针 20 分钟。针刺后，取下关（右侧）、颊车（右侧）、耳门（右侧）拔罐，留罐 5 分钟。

【复诊】2016 年 12 月 9 日。患者右侧头颞及面颊部疼痛较前缓解，但张口仍欠利，胃纳一般，二便调，夜寐尚安。舌淡红苔薄白，脉弦。守一诊方，针刺去耳门，加上关（右侧）、阳陵泉（左侧），上关、下关行温针，留针 20 分钟。

2016 年 12 月 16 日。患者右侧头痛、面痛已除，张口已如常，胃纳可，二便调，夜寐安。舌淡红苔薄白，脉细。守二诊方，针刺续治 1 次。患者治疗 3 次后已痊愈，3 个月后随访，期间无再发。

【按语】颞颌关节紊乱属于"颌痛""颊痛""口噤不开"等"痹证"范畴，以面颊部疼痛，或伴有张口不能、骨鸣、肿胀、头痛、耳鸣等为主。《诸病源候论·风口噤候》谓："诸阳经筋，皆在于头；三阳之筋，并络于颌颊；足阳明之筋，上夹于口，诸阳为风寒所容则筋急，故口噤不开也。"该病的病因病机不外乎诸阳经为风寒所客或外伤经筋，或厥气上逆，引起三阳经经气不利，气血瘀阻脉道，肌肉筋膜骨节失于濡养，出现筋经拘急、骨节活动不利之象。该患者病程较久，久病则致面颊局部气血亏虚，骨节不稳，外邪乘虚入中，易反复发作，故除选取手三阳经脉局部诸穴外，再配以手阳明经合谷、足阳明经足三里，调畅颌部经气之畅通，又以温针发挥其温煦肌肤和温通经脉双重作用，加强理气活血、通络止痛、舒利关节之功，疗效显著。

第十九节　浸　淫　疮

案　赵某，女，65 岁。2012 年 10 月 16 日初诊。

【主诉】四肢内侧及下腹部皮疹瘙痒 1 年余，加重 1 月。

【现病史】患者自幼过敏性体质，常因各种不同原因诱发皮肤表面起皮疹并伴剧烈瘙痒。曾于外院查过敏原，数量众多，日常如鸡蛋、牛奶、酒精等均过敏。平素略感怕风，1 年余前因不明原因再次发作，反复迁延不愈，体表多处因自行抓挠出现皮损及局部皮肤增厚、色素沉淀，手足掌心蜕皮，且皮肤发硬。刻诊：四肢内侧及下腹部皮疹，斑片样色素沉淀，伴瘙痒、手足掌心蜕皮，触之皮肤发硬，胸腹部散在暗红色斑片，纳可，寐安，二便调，舌红苔薄白，脉弦。

【既往史】否认糖尿病、冠心病、高血压等慢性病史，否认结核、肝炎等传染病史，否认外伤、输血史。

【中医诊断】浸淫疮（风邪内蕴）。

【西医诊断】湿疹。

【治法】清热凉血和络。

【处方】

（1）取穴：膈俞（双侧）、脾俞（双侧）、曲池（双侧）、血海（双侧）、阴陵泉（双侧）、八风、八邪、合谷（双侧）、太冲（双侧）。

（2）操作：患者穴位常规消毒，采用 0.25mm×40mm 一次性毫针，其中膈俞、脾俞、曲池、血海、阴陵泉，均行捻转提插轻泻法，疾刺不留针，得气即起针，以清热，泻血分热；八风、八邪、合谷、太冲，捻转提插轻泻法，静留针30 分钟以祛风通络、清热解毒。

【复诊】2012 年 10 月 19 日。患者首诊后体表瘙痒感大幅减少，无新发皮疹，余症同前，舌红苔薄白，脉弦。取穴操作治疗同前。

2012 年 10 月 26 日。两次诊治后患者基本无瘙痒感，皮疹明显减少，触之手足掌心皮肤明显转软，余症同前，舌淡红苔薄白，脉弦。取穴操作治疗同前。

2012 年 10 月 30 日。患者自述已无瘙痒感，皮疹消退，手足掌心已基本如常，无新发症状，舌淡红苔薄白，脉弦。取穴操作治疗同前。

2012 年 11 月 2 日。患者瘙痒感、皮疹未复发，无新发症状，一切如常，舌红苔薄白，脉弦。治疗同前。嘱患者维持目前生活状态，在症情稳定的情况下，改做 1 周一次治疗，维持 2 周后症情无反复，治疗结束。

【按语】患者禀赋不耐，风、湿、热邪客于肌肤，加之年事渐高，脾肾亏虚，脾失健运，湿热内生，湿热蕴久，耗伤阴血，血虚风燥，复感风湿热邪，内外合邪，两相搏结，淫侵肌肤而发。在现代生活中，难免会接触诸如厨房洗洁精、洗衣粉等日化用品，甚至冬天的冷水刺激，都有可能成为患者症情反复的诱发因素，因此在治疗中，应反复叮嘱患者避免接触生活日化用品，必须接触时应注意戴手套隔离。饮食宜清淡，多吃水果蔬菜，应避免酒、咖啡、辛辣刺激与油炸的食品，而榴莲、芒果、龙眼、荔枝等属热性水果宜少吃，以免病情"火上加油"。患者可多吃绿豆、冬瓜、莲子、苦瓜等清热利湿食品。

第二十节 瘾 疹

【**主诉**】左小腿胫骨前红肿瘙痒 5 个月余。

【**现病史**】患者 5 个月前家中煮水不慎烫伤,当时皮肤色红灼痛,至外院以"烫伤"处理后,双下肢浮肿胀满,月余始见退,1 个月前患区皮肤红肿热痛加剧,瘙痒难忍,时发细疹,延及全身,颈部与四肢尤甚。刻诊:除上症外,伴有烦躁不安,口渴引饮,汗出,但恶风,烦躁,寐不安,舌红苔薄黄腻,脉细弦。

【**既往史**】有糖尿病史,否认高血压、冠心病等慢病史,否认结核、肝炎等传染病史。有外用擦剂过敏史,未提及家族遗传史。

【**中医诊断**】瘾疹(风热瘀积)。

【**西医诊断**】荨麻疹。

【**治法**】通腑清热,宣络和营,解毒利湿,祛风止痒。

【**处方**】

(1)取穴:曲池(双侧)、血海(双侧)、阴陵泉(双侧)、阳陵泉(双侧)、三阴交(双侧)、太冲(双侧)、太渊(双侧)、脾俞(双侧)、膈俞(双侧)、风门(双侧)。

(2)操作:患者穴位常规消毒,采用 0.25mm×40mm 一次性毫针,进针得气后轻插重提,行泻法,留针 20 分钟,起针不扪穴。针后患区针灸针散刺红斑瘙痒最甚处前后左右,刺入 0.1 寸许,10 余下。

(3)方药:地肤子 12g,白鲜皮 12g,蝉蜕 6g,苦参 6g,西河柳 12g,牡丹皮 6g,黄芩 6g,土茯苓 20g,生甘草 6g,赤芍 9g,当归 9g。3 剂。

【**复诊**】2017 年 11 月 21 日。患者针后瘙痒改善 1 天,后便作,口干甚,舌质泽苔净,脉细弦。针方同前。药方去苦参、黄芩、当归,加生地黄 15g、泽泻 12g、黄柏 6g,每日 1 剂,3 剂。

2017 年 11 月 24 日。患者左下肢胫内骨及右侧腹股沟处皮疹有减,全身瘙痒依然,其他症状大有缓解,背脊光滑未见明显丘疹,口干,小便少而色黄,大便燥结,舌质泽苔净,脉细弦。针刺:取穴曲池(双侧)、血海(双侧)、太渊(双侧)、合谷(双侧)、阴陵泉(双侧)、三阴交(双侧)、血海(双侧)、膈俞(双侧)、肺俞(双侧)、风门(双侧)。中药:地肤子 12g,白鲜皮 12g,浮萍

12g，制防风 9g，蝉蜕 6g，牡丹皮 9g，地骨皮 9g，黄芩 6g，土茯苓 20g，生甘草 6g，川石斛 12g，每日 1 剂，共 5 剂。

四至五诊瘙痒有缓解但未平，口干甚，大便已畅，左下肢皮损明显，治法同前。

2017 年 12 月 5 日。患者瘙痒改善，左下肢皮损明显（擦药所致）。针灸取前方，加皮损处围刺。中药上方加栀子 9g，每日 1 剂，共 5 剂。

2017 年 12 月 19 日。患者瘙痒继见改善，左胫骨皮损巨痒症已除，局部恢复柔软，色素沉着消退，苔清，脉弦细。治法同前。2018 年 1 月 9 日复诊时患者瘙痒已减，夜间已能安然入眠，左下肢瘙痒见退兼皮损区色素沉着区见缩小，苔净，脉弦细，口干。后续治 3 个月，症情稳定未复。

【按语】《备急千金要方·瘾疹》曰："风邪客于肌中则肌虚，真气致散，又被寒搏皮肤，外发腠理，淫气行之则痒也。所以瘾疹瘙疾，皆由于此。"该患者湿热袭伤肌肤，郁于皮毛腠理，内不得疏泄，初治时以凉治外敷，亦使热不得透达，寒热搏于腠理，刻下痒疹成片，灼热奇痒难忍。患者年逾古稀，营阴不足，血虚内热，热郁生风，布发血络皮毛之中，久而心情烦躁，大便秘结，加之年长脾胃虚弱，脾主肌，脾虚导致湿邪入侵，湿热内积加重局部应激反应，疗效一般较为缓慢。烧烫伤后创面瘙痒症的病理生理机理极其复杂，尚无有效的治疗模式，创面发生炎症及未愈合瘢痕皆易发急性湿疹，表现为皮肤组织出现丘疹、红斑，自身免疫状态应激异常，内分泌代谢受影响，病情反复，难以彻底治愈，严重影响患者的日常生活。更因体质禀赋，患者对自身所患皮肤病的局部病变组织所产生的某些物质过敏所致，易诱发自体敏感性皮炎，即自体敏感性湿疹，常因湿疹局部处理不当，如过度搔抓、外用药物刺激、并发感染而使局部产生组织分解物质或细菌产物等形成一种特殊的自身抗原，吸收后而发生致敏作用，致使原病灶周边或全身出现皮疹。苏肇家老师以血海、阴陵泉、太渊清血分之热，合谷、曲池、肺俞、风门疏散风邪；膈俞、脾俞、三阴交养血合营；阳陵泉、太冲疏肝理气。针后顽疹瘙痒减轻，有阵发现象，局部皮肤干厚粗糙，营分风热内蕴，湿浊阻滞，迁延不愈，以针散刺，取"毛刺""半刺"之法，疏肌腠热郁之毒邪，辅以中药凉血补血，解毒利湿，祛风止痒。苏肇家老师诊余亦时常关心病患饮食起居，常言若能从中调养，则益于康复，亦是预防。《疡医大全·疹门主论》曰："风湿郁于肠胃，风热逆于肌表，伤血伤气，俱令瘙痒无度，一日三现三隐，俗名风缩疹即此也。第一宜忌香油、鲜、面食，并戒酸咸。倘不知禁戒，轻则成疮，甚则不时举发，致成终身之累。"《本草纲目》曰："胡麻油，用以煎炼食物，尤能动火生痰。"《本草备药》曰："面粉甘温。补虚养气，助五脏,浓肠胃,然能壅气作渴,助湿发热。"虾蟹贝类虽味美却性发、酸咸无升阻遏透达,因此,在治疗期间,许多患者往往因口腹之欲或不知忌口而导致病情反复,顾在治疗某些顽固性疾病的时候,对食材的选用,亦需注重。

第二十一节 丹 毒

案 侍某,女,57 岁。2014 年 7 月 25 日初诊。

【主诉】左下肢红肿热痛 1 个月。

【现病史】患者 1 个月前不明原因出现左下肢红肿热痛,痛甚不能触碰,经抗生素静脉注射治疗后症情有所缓解,但至今仍有疼痛跛行,且局部皮肤颜色加深。患者静脉曲张史多年。无其他慢性疾病史。患者跛行进入诊室,左下肢小腿皮肤紫暗,肿胀疼痛,稍有触碰疼痛加重。抚之皮温略高,皮下大片蚕豆大小结节。纳可,疼痛入夜加重影响睡眠,二便尚可,舌红苔白腻,脉弦。

【既往史】否认糖尿病、冠心病、高血压等慢性病史,否认结核、肝炎等传染病史,否认外伤、输血史。

【中医诊断】丹毒(气滞血瘀,脾虚湿滞)。

【西医诊断】网状淋巴管炎。

【治法】祛瘀通络,健脾除湿。

【处方】

(1)取穴:阴陵泉(双侧)、三阴交(双侧)、商丘(双侧)、丰隆(双侧)、支沟(双侧)。

(2)操作:阴陵泉、丰隆施泻法,接电针 20 分钟,取化湿利水之功;支沟平补平泻,理气通络;三阴交、商丘平补平泻健脾化湿;于丰隆、三阴交行刺络拔罐放血,出血 5~10mL,血色暗红,质浓稠。

【复诊】2014 年 8 月 5 日。患者自觉首诊后腿部明显较前"轻松",跛行减轻,皮色依旧,触之疼痛感较前多有缓解,皮下仍有蚕豆大小结节。纳可,夜疼减轻,夜寐稳,二便可,舌红苔薄白腻,脉弦。取穴、操作同前。

2014 年 8 月 12 日。患者自觉左下肢沉重、疼痛感多有缓解,跛行进一步减轻,皮色较前略减轻,触之疼痛感多有缓解,皮下结节略有减小。纳可,夜疼几乎消失,夜寐稳,二便可,舌红苔薄白腻,脉弦。取穴、操作同前。

2014 年 8 月 26 日。患者自觉"几乎正常",无跛行,皮色已接近正常,触痛微几不可查，皮下结节减小，多为黄豆大小。纳可，夜疼已无，夜寐安，二便可，舌红苔薄白，脉弦。取穴、操作同前。

【按语】该患者有静脉曲张基础，平素即血脉流行欠畅，再染外邪，气血愈发凝滞，聚而郁热化毒，依谈月涓老师"理气调经法"思路，凡诸病多经脉不通，气行不畅所致，必当理其气，畅其经，经脉畅则气血行，进而症平病消。本案虽病在下肢，但支沟乃理气之要穴，故仍选支沟为主穴，每诊必用；脾乃后天气血生化之源，又为痰湿运化之主脏，故气血瘀滞已久所致之痰湿内积，必须脾健而后得运化，又因本案病位在下，病程迁延日久，病机乃以血瘀痰湿凝滞为主，虽有皮红肤温升高之象，但病本仍为阴证，阳热乃为其表，故取商丘、三阴交以健脾化湿；丰隆化痰；阴陵泉利湿，诸穴协同，选穴精要，疗效明显。

第二十二节　白　癜　风

案　张某，女，65 岁。2017 年 11 月 10 日初诊。

【主诉】白癜风 30 余年，波及颜面 1 年。

【现病史】患者患有白癜风 30 余年，白斑遍布全身多个部位，后背、胸腹、腰部等处可见大面积白斑和散在白斑，部分白斑边界模糊。因未见明显不适，故未予以治疗，半年多前右侧下颌骨缘出现两处不相连皮损，逐渐增大至一元硬币大小，因面部皮损颜色明显，影响情绪，求治耳鸣症状改善后，希望尝试针灸治疗。

【既往史】有颈椎腰椎病、耳鸣、耳聋病史，否认高血压、糖尿病、冠心病等慢病史，否认结核、肝炎等传染病史。患者无药物过敏史，未提及家族遗传史。

【中医诊断】白驳风（气血不和）。

【西医诊断】白癜风。

【治法】调气和血，通达营卫。

【处方】

（1）取穴：内庭（双侧）、少海（双侧）、小海（双侧）、合谷（双侧）、肺俞（双侧）。

（2）操作：患者穴位常规消毒，采用 0.25mm×40mm 一次性毫针，进针得气后轻插重提，行泻法，皮损部位围刺，留针 20 分钟，起针不扪穴。针后肺俞拔罐，留罐 5 分钟。

【复诊】针后了解到患者初起因耳响失聪、夜寐不宁就诊，患白癜风逾 30

年，因近年波及颜面部位，顺带针治，故未能连续治疗。2018年3月9日复诊：患者间歇性针治约20次，可见原消退白斑部位范围继续缩小，已见连续皮色沉着覆盖，另一块白斑中间亦出现明显"色素岛"，色斑块周边边界见模糊，白斑颜色见消退。

【按语】白癜风是一种常见的后天色素脱失性皮肤病。白癜风之状，皮肤皱起，生白斑点是也，可由肺脏壅热，风邪乘之，风热相并，传流营卫，壅滞肌肉，久不消散故成此也。中医古有云：紫白癜风无痒痛，白因气滞紫血凝，热体风侵湿相搏，毛窍闭塞发斑形。该病俗名汗斑，有紫、白二种。紫因血滞，白因气滞。总由热体风邪、湿气，侵入毛孔，与气血凝滞，毛窍闭塞而成。多生面项，斑点游走，蔓延成片，初无痛痒，久之微痒。现代医学认为，白癜风是一种常见的因黑素细胞破坏引起的局限性或泛发性色素脱失性皮肤病，病程非常缓慢，男女老少均可发生，好发于颜面等暴露部位，影响美容，常给患者带来沉重的精神负担和烦恼。苏肇家老师取合谷应"肺主皮毛""肺与大肠相表里"；内庭、小海为循经取穴，清阳明风热，行太阳湿气；取少海理气通络，降浊升清；局部围刺以驱散皮肤之间壅塞之邪，总调气以和血，使营卫通达内外，改善皮肤微循环，修复受损的末梢神经，可能抑制变异白细胞释放异常蛋白，从而阻断其对皮肤细胞分裂的影响，恢复皮肤细胞正常的分化机制，促使重建免疫机体屏障，但其机理尚未十分明确，有待进一步研究探讨。

第二十三节　膏　　方

案1　便溏案

施某，女，67岁。

患者数年来，大便溏薄，日行三四次，纳食不馨，时觉周身作痛，腰膝酸楚乏力。舌淡苔薄白，脉濡，病已多年。体态丰盈，湿痰偏盛，肾虚脾弱，运化失健，升阳乏力，便溏次多，气血不足，任脉空疏，外邪乘之，留注关节，痹阻经脉，不通而痛。针灸治疗之余，趁冬令之季，以膏剂培土益肾，调补气血，疏通经络佐之。

党参150g，炒苍术150g，炒白术150g，云茯苓150g，焦薏苡仁150g，炒车前子120g，炒扁豆150g，焦山楂120g，怀山药150g，吴茱萸60g，肉豆蔻60g，煨木香60g，制香附100g，杜仲120g，补骨脂120g，续断120g，狗脊120g，怀牛膝120g，羌活100g，独活100g，海风藤120g，络石藤120g，桑寄生120g，当归120g，川芎60g，白芍120g，丹参150g，桂枝60g，五味子60g，太子参150g，莱菔子120g，炙甘草60g，大枣60g，饴糖250g，黄明胶300g。

案2　眩晕案

沈某，女，65岁。

患者头昏目眩，夜寐不宁，历时半年余，有尿路感染病史，小便频数，甚则不能自控失禁，腰酸绵绵，面色失华，舌淡苔薄，脉沉。脾肾俱虚，气血二亏，上则无以上荣头目、舒养心神；下则固摄无权，故拟培补脾肾以补气固摄、养血安神止眩膏方调之。

炒白术150g，云茯苓150g，怀山药150g，煨葛根150g，制黄芪150g，党参150g，制升麻100g，益智仁120g，覆盆子120g，菟丝子100g，山茱萸120g，肉苁蓉120g，杜仲120g，泽泻100g，桑螵蛸120g，狗脊120g，怀牛膝120g，五味子90g，知母100g，黄芩90g，酸枣仁120g，夜交藤150g，淮小麦200g，料豆衣100g，当归100g，生地黄150g，熟地黄150g，银杏肉90g，女贞子120g，枸杞子120g，炙甘草90g，大枣90g，饴糖200g，黄明胶250g。

案3　月经不调案

季某，女，37岁。

患者结婚多年未孕，月事经常错期而行，经前乳胀，经临腹痛，经量偏少，平素腰酸，夜寐不宁，纳欠香，二便顺，舌苔净，脉细弦。情志拂郁，肝失条达，气机不畅，冲任失调，以致月事紊乱、乳胀、痛经之症，故拟膏方和肝解郁，宁心安神，和调冲任，调之。

当归120g，熟地黄150g，杭白芍120g，川芎60g，红花100g，墨旱莲120g，夏枯草120g，茺蔚子120g，制香附100g，青皮60g，陈皮60g，延胡索90g，柴胡100g，郁金100g，玫瑰花60g，绿萼梅60g，煨木香60g，佛手60g，茯苓150g，茯神15g，淮小麦300g，合欢皮120g，杜仲120g，山茱萸120g，生白术120g，党参150g，制黄芪150g，五味子60g，炙甘草60g，大枣60g，阿胶250g。

案4　痛经案

陈某，女，34岁。

患者婚后多年未孕，每逢经临，腹痛量少，不畅（有盆腔炎史），伴腰酸绵绵，白发丛生。患者脑力劳动，常年睡眠不足，以致气血俱伤、肝肾不足。女子月事以胞宫、冲任及肝、肾二脏关系密切，肝藏血，肾藏精；肝肾不足，精血无源；血海空疏，经行量少；肝失疏泄，气机不畅；经行不畅，反兼宫虚而见痛经。现适时冬季，在针灸治疗之余，佐以膏方调理，以补肾益肝、理气暖宫。

当归 200g，生地黄 200g，熟地黄 200g，杭白芍 150g，川芎 100g，丹参 150g，红花 100g，墨旱莲 200g，女贞子 200g，枸杞子 200g，怀山药 250g，菟丝子 150g，茺蔚子 150g，山茱萸 150g，杜仲 150g，炒狗脊 150g，怀牛膝 150g，川续断 150g，柴胡 150g，生白术 150g，云茯苓 200g，制香附 150g，广郁金 150g，延胡索 100g，广木香 100g，淫羊藿 150g，红花 200g，败酱草 200g，青皮 60g，陈皮 60g，玫瑰花 60g，五味子 100g，酸枣仁 150g，制首乌 150g，合欢皮 150g，党参 200g，制黄芪 200g，制附片 60g，炙甘草 100g，大枣 100g，饴糖 250g，阿胶 250g（烊）。

案5　慢性疲劳综合征案

王某，男，34 岁。

患者神疲怠倦，不耐劳累，腰酸绵绵，一日如厕多次，小溲清长，夜间起床二三次，未婚。病已年余。舌淡苔薄，脉沉。常年工作劳累，久劳伤肾，肾虚脾弱，疲惫乏力，运化失司，固摄无权，故拟膏方以肾补脾，固摄助运，调补气血。

制黄精 150g，制黄芪 150g，党参 150g，云茯苓 150g，生白术 150g，焦白术 150g，生白术 150g，吴茱萸 60g，焦山楂 120g，补骨脂 120g，五味子 60g，肉豆蔻 60g，肉苁蓉 120g，当归 120g，熟地黄 150g，杭白芍 120g，山茱萸 120g，怀山药 150g，怀牛膝 120g，淡附片 60g，川桂枝 60g，仙鹤草 150g，杜仲 120g，炒狗脊 120g，益智仁 120g，覆盆子 120g，菟丝子 120g，煨葛根 100g，炙甘草 60g，大枣 60g，饴糖 200g，黄明胶 200g。

第三篇 薪火传承

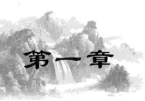

第一章 陆氏针灸思想辨治病毒性结膜炎 1 例

"陆氏针灸疗法"在 2010 年被列入国家级非物质文化遗产。陆氏针灸在针刺方法、配穴方法、切诊方法及经络学说等方面，均有不少独特的见解。在针刺方法方面，陆氏对"烧山火""透天凉"等针法的实验研究，为临床提供了操作规范。同时，陆氏还进行实验研究，为"导气针法"提供了客观证据。陆氏针灸所提倡的温针、伏针、"五行虚实补泻法"已被许多针灸医生和患者所接受。陆瘦燕先生生前极其重视中医基础理论，在整体观念、辨证论治的基本思想指导下，熟练运用望闻问切，全面搜集病患的疾病信息，结合对人体经络腧穴的深刻认识和体会，临床颇多效验。笔者有幸跟随陆氏针灸传人谈月涓老师学习，在自己的门诊实践中摸索使用，时有获效病例，试举 1 例与同道分享。

一、病案实录

申某，男性，43 岁，2013 年 6 月 6 日初诊。患者因"双目红赤不能睁 1 年余"就诊。西医诊断为"病毒性结膜炎"。患者自述 1 年前因家中变故，情急后突发双目红赤，双目黄色目眵较多，目黏睁眼困难，畏光，伴双耳流出黄色黏稠液体，听力减退，自觉一股气憋在胸颈部，头目昏胀不适，甚有头脑不清，"似梦游"之感，健忘，项背僵紧板滞不舒，纳呆，口苦，夜寐多梦，二便尚调。

患者家属述患者平素脾气急躁，易着急生气，发病后较前更甚。1 年来叠用中西药，均未获明显疗效。刻诊：患者双目紧闭，仅行走时努力睁开 2mm 左右缝隙，翻开眼睑后白睛满布红血丝，两眼角处白睛红染，上下眼睑内侧亦鲜红、

---

* 本文作者：张琰，发表于《上海中医药杂志》2014 年第 48 卷第 1 期：32-33。

有滤泡，眼角黄色眼眵较多，棉签蘸之黏腻；患者呼吸声重，言语间可闻及口臭；舌绛红苔黄厚腻，脉弦数。

西医诊断：病毒性结膜炎。

中医诊断：天行赤眼（肝郁脾虚，痰热壅盛）。

治法：清肝泻火，健脾化痰。

处方：攒竹（双侧）、丝竹空（双侧）、承泣（双侧）、风池（双侧）、合谷（双侧）、太冲（双侧）、丰隆（双侧）、大椎、肝俞（双侧）、脾俞（双侧）、印堂。

操作：患者取俯卧位，以1.5寸毫针疾刺大椎、肝俞、脾俞0.2~1.5寸，其中大椎、肝俞施捻转泻法，脾俞施捻转补法，至患者得气为度，出针；转仰卧位，双上肢屈曲置于胸前，掌心向内，全身放松，以1.5寸毫针15°向下平刺印堂0.3~0.5寸，施捻转泻法；以1.5寸毫针向对侧眼球方向斜刺风池0.5~0.8寸，施捻转泻法；左手推动眼球向上固定，右手持1.5寸毫针沿眶下缘缓慢直刺承泣0.5~0.8寸，得气为度，无特殊补泻手法；以1.5寸毫针30°向下平刺攒竹0.3~0.5寸，施捻转泻法；以1.5寸毫针15°向攒竹方向透刺丝竹空0.3~0.5寸，施捻转泻法；以1.5寸毫针直刺合谷0.5~0.8寸，施提插捻转泻法；以1.5寸毫针向外向下斜刺太冲0.5~1寸，施提插捻转泻法，并取其针尖方向逆经为泻；以1.5寸毫针针尖略向上斜刺丰隆0.5~1.2寸，施提插捻转泻法。以上诸穴皆得气后，留针30分钟，出针时均不予按压，行开合补泻之泻法。每周治疗2次，15次为1个疗程。

患者首诊第2天自觉诸症全消，可正常睁眼，不畏光，颈胸部憋气感消失，项背无僵硬感，后因家事再次生气，所有症状又复作如初。至本稿撰文时患者已治疗5次，每次治疗后均自觉症情大有缓解，但每次均会因"生气"而致症情不同程度反复。二诊后可自主睁眼，见一半目睛，翻复开眼睑滤泡较前有所减少，眼眵减少，舌绛红程度减轻。于大椎、肝俞疾刺后加刺络拔罐，少量出血。其余治疗守前，三诊时见两眼角白睛满布红染减轻，眼眵少而黏腻感明显减轻，口臭不明显，舌红苔白厚腻，脉弦数较前减轻。因患者内盛之肝热已多缓解，故停用刺络拔罐，换印堂为百会平补平泻，取其醒神功效外，亦有助脾升清之效。其后，患者症情稳步缓解，舌红及舌苔厚腻程度亦渐次减轻，脉象数感渐渐不明显，仍有弦象。

二、临证体悟

病毒性结膜炎是一种常见的结膜炎症，可由多种病毒引起，经5~12天的潜伏期后出现症状，包括球结膜和睑结膜充血、睑结膜出现结膜滤泡、水样分泌物、眼部刺激和睡醒时上下眼睑黏滞、时伴耳前淋巴结肿大和疼痛等。患者常双眼出现症状，但通常由一眼先开始。此类患者一般曾接触结膜炎患者和（或）最近患上呼吸道感染者。轻度的病毒性结膜炎有迅速自限性，严重者可有全身症状，除典型者外，临床表现有较大差异，此与致病病毒的毒力及个体免疫状况有关。西医眼科治疗该病以局部为主，主要为支持疗法，无特效药物。本案患者尚处壮年，平素性情急躁，又兼情绪波动，肝火易旺，逼血上行，肝开窍于目，目睛攀尽血络故见双目红赤充血；肝旺过度克伐脾土，使脾土相对虚弱，脾为生痰之源，脾虚水液运化失常而见痰湿内停，与肝火相结，故见一派痰热内胜之象，如目眵黄黏、耳内常流黄色黏液；肝主疏泄、脾主升清失常，而见气机不畅，气停颈胸部；脾不升清，头目失养，且为痰湿所困，故见头目昏重、甚则健忘昏蒙，夜寐失宁，且多梦扰；肝旺脾虚，而见口苦、纳呆；舌绛红苔黄厚腻，脉弦数，俱为肝阳上亢、痰浊壅盛之症，故治予清肝泻火、健脾化痰。本案治疗选用攒竹、丝竹空、承泣以疏通眼部气血、清热明目，且攒竹亦可助调本经气血，可缓解膀胱经气血痹阻之项背僵痛板滞，丝竹空亦可助气行三焦。风池可清肝明目、疏经通窍，且为手足少阳与阳维脉之交会穴，可助调畅气血于三焦中运行；合谷、太冲为四关，《标幽赋》载："寒热痹痛，开四关而已之。"合谷、太冲相配伍，一气一血、一阳一阴、一升一降，相互为用，协同作用较强，共取清肝泄热、调畅气机之效；丰隆可健脾化痰、通利官窍。

加用大椎、肝俞，疾刺，得气既出，取"热则疾之"之意。《灵枢·经脉》："为此诸病，盛则泻之，虚则补之，热则疾之。"邪热亢盛、体温较高的实热证，宜采用针刺泄热驱邪。宜浅针、疾针、不留针，或用三棱针点刺出血。此两穴针后行刺络拔罐操作，以出血止、血液凝结后起罐，取其清肝泄热之效。脾俞疾刺后未予刺络拔罐，考虑肝强而脾弱，疾刺轻刺激乃取其"轻补"之意，使脾健则不致被肝强乘，亦有健脾化痰之意。

该患者目前仍在治疗中，笔者考虑其经过五诊治疗，肝火清泻明显，痰浊内盛缓解稍差，故下一步治疗当酌情减少清泻肝火之选穴，加重健脾化湿，可酌减大椎，加中脘、足三里平补平泻。患者平素有肝旺之象，久则必暗耗肝阴，之前因为情绪问题加重肝火，使热盛之象明显，后续有可能出现肝阴亏虚之真象，由此考虑在进一步治疗中，除原有选穴外，还需考虑加用肾俞、心俞，以阴之根本的肾阴滋补肝阴、心阴，且心阴得肾阴之济，取心肾相交之意，可助安眠无梦，并使阴平阳秘、精神乃治。继续观察疗效变化。

在本案的治疗方案制定中，笔者牢记谈月涓老师教导：整体观念，辨证论治；标本同治，治病必求其本；注重穴位特性和补泻手法，精要选穴。在陆瘦燕名老中医工作室的学习经历，使笔者深切体会，在现代医学久治不理想的病例中，谨遵中医传统的"整体观念，辨证论治"，慎重处方选穴、遣药，可获奇效。此亦为陆氏针灸的思想精华，也是我国传统中医的精华所在。

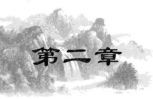

第二章 陆氏针灸理气调经法验案 3 则

"陆氏针灸疗法"于 2010 年被纳入国家级非物质文化遗产名录,其作为"海派中医"的代表之一也同时被收录上海市非物质文化遗产名录。陆氏针灸在针刺、配穴、切诊方法及经络理论等方面,均有不少独特的见解。陆氏针灸的创始人及核心人物为陆瘦燕先生。陆氏针灸的诸多理论形成,不仅凝聚了陆瘦燕先生毕生的心血,也同时囊括了包括朱汝功先生和很多受业弟子的努力挖掘、汇总和发展。谈月涓医师师从陆瘦燕先生,不仅将陆瘦燕先生的医学理念完整继承,更结合自身数十年的临床工作经验,做了进一步的总结和发挥。其中"理气调经法"为谈月涓老师在长期的临床工作实践中逐渐积累完善并最终成形的一种治疗方法,此法含两组主要配穴,"支沟—阳陵泉"为其首次总结,而"合谷—太冲"为古人已有的总结。此两组对穴两两相对,气血和合,阴阳相配,沟通一身气血。谈月涓老师循陆瘦燕先生的针灸理论,善用特定穴,且重视肢体远端穴位,即避免了胸背部等较有风险的选穴区域,增加了治疗的安全性,又将深奥的针灸理论以简单的选穴呈现。笔者在跟随谈月涓老师学习的过程中,尝试将"理气调经法"在自己的门诊中灵活运用,于某些疗效不佳的常见病病例中获意外疗效。特举几例与同道分享。

一、痛经

张某,女性,24 岁,2013 年 8 月 29 日初诊。患者因"反复痛经数年,发作 1 天"就诊,西医诊断为原发性痛经。患者自 12 岁月经来潮时即有痛经,近年

本文作者:张琰,原文发表于《上海中医药杂志》2014 年第 48 卷第 11 期:69-71。本文略有删改。

来有所加重，每次月经来潮第 1 天腹痛如绞，甚可痛至面色苍白，冷汗淋漓；初起经血量少色暗，约半天后经血下则腹痛略减，痛时得温可略舒缓。来诊时患者腹痛不可触，不能直立；面色无华，语声低微；舌淡暗苔薄白，脉弦紧。

诊断：痛经（气虚血瘀，脾肾气虚）。处方：患者取俯卧位，疾刺双侧膈俞、肝俞、脾俞、肾俞；继则仰卧位，针刺合谷—太冲、支沟—阳陵泉并红外线治疗仪照少腹部。20 分钟后，患者自觉疼痛大减。

隔日复诊，经血通而腹痛止。嘱下月月经前复诊。月余后患者复诊，诉本次月经第 1 天腹痛较以往多有缓解。取穴同前，治疗 1 次。下个月再复诊时，诉腹痛几无。

按语：患者年纪较轻，脏腑功能尚旺盛，因素体弱，脾肾气虚，每月月事不足以推动陈血下行，故而瘀滞不下、腹痛甚。疾刺背俞穴，轻补脏腑气血，合谷—太冲、支沟—阳陵泉疏通经络、通调气血，使气机调畅则新血得运故腹痛得缓。

二、抑郁症

傅某，女性，45 岁，2014 年 4 月 1 日初诊。患者因"反复情绪低落伴颈项僵痛 3 年，加重 1 月"就诊，西医诊断为抑郁症。患者来诊时情绪低落，自述于精神专科医院就诊数年，持续服用抗抑郁药物，症情时有反复，严重时曾思及自杀。平素时有颈项僵紧不舒感，近 1 个月来自觉项僵感加重，且情绪低落，遇事易烦躁不安，伴胸口憋闷感，入睡困难，晨起仍有疲倦感，因对精神科治疗有抵触情绪，遂尝试针灸治疗。查患者虽言语时有间断，常伴太息，但整体叙述逻辑性好；神情低落萎靡；纳谷不馨，二便尚调；夜寐入睡困难，易胡思乱想，睡后多梦，晨起仍有疲倦感；舌淡暗有齿印，苔薄白，脉细弦。

诊断：郁证（脾气亏虚）。处方：患者取俯卧位，疾刺双侧风池、完骨、天柱、心俞、膈俞、肝俞、脾俞、肾俞；继仰卧位，针刺合谷—太冲、支沟—阳陵泉，并酌加丰隆益气化痰、印堂醒神、四神聪安神助眠。其中阳陵泉—丰隆接电针 20 分钟。

患者 7 天后复诊，述自觉针后症情有所缓解，心胸似有开阔，入睡较前好转，颈项板滞感缓解明显，可维持 2~3 天，随后症情逐渐复作。持续治疗 1 个月后已可配合家庭休假旅行，生活基本正常。嘱其调畅情志，若有不适及时复诊。

按语：中医学认为抑郁症多以脏器功能不和，致气血运行瘀滞，进而表现出以情志障碍为主，同时伴发一系列躯体症状。陆氏针灸"理气调经法"的思路正中此一疾病的病机要害，在擅用背俞穴调理内脏机能的基础上，重用"理气调经法"，使脏器调、气血畅，加之陆氏针灸传承中强调医者情操言行规范，使得患者在机体调理的过程中得到适当的情绪疏导，对病情的恢复大有裨益。

三、更年期综合征

杨某，女性，50岁，2013年8月17日初诊。患者因"反复指端麻痛，头项板滞1年"就诊，西医诊断为更年期综合征。患者来诊时情绪略烦躁，强烈表达因头项板滞和反复指端麻痛对生活质量影响很大，偶有头晕不适，自行拔罐、敷贴膏药后效果不理想。纳食尚可，夜寐安，大便时有干结，小便可；舌红苔薄黄，脉弦数。

诊断：更年期综合征（风湿蕴结）。处方：针风池、完骨、C_6夹脊、膏肓、大椎，风池—C_6夹脊接电针20分钟。隔日二诊时，患者诉症情无明显改变，仍有指端麻痛，头项板滞。考虑患者月事已停，自觉诸事不遂，结合舌脉，原颈背部取穴改为俯卧位疾刺，继则仰卧位针刺合谷—太冲、支沟—阳陵泉加强理气调经，并于合谷—太冲重用泻法，最后阳陵泉—太冲接电针20分钟。针毕觉头目清楚，诸症大为好转。隔日三诊，诸症减轻，继治同前。嘱患者归家后如无症情反复，可不再复诊。

按语：该患者初诊时据主诉依"颈椎病"常规治疗，无效。二诊时结合患者全身表现，整体审证，考虑患者天癸竭，肝血虚，虚风内动携痰湿停滞经络，经气不通而见"僵、紧、麻、痛"诸症。故"治病当取其本"，着重理气、调经后症情果然明显改善。本案亦再次提醒笔者，在面对无效病例时，应及时修正审证思路，敢于突破常规思路，站在"整体论治"的高度重新探寻治疗方法。

四、小结

（一）"理气调经法"选穴分析

以上病案选穴多有不同，但有两组基本选穴相同，即合谷—太冲、支沟—阳陵泉。合谷、太冲二穴堪称经典配穴，两穴一主升一主降，支沟属手少阳经主要功用为清利三焦、通腑降逆；阳陵泉属足少阳经，功能疏肝利胆。三焦通一身上下之气机。肝胆本性宜疏不宜滞，主一身气机之通调。两穴相配，亦有上下配穴之精妙，加强理气通络，协调一身上下气血之流通，进而达到平肝熄风、镇静安神、活血化瘀、清热利湿、通降胃肠、通经活络止痛、泻肺化痰定喘、疏肝利胆解郁之功能。

（二）辨证论治，以通为用

通过以上病例的基本穴位分析，可见在迥异的病种治疗中，其实贯穿"异病同治"的思路。即无论病种如何，当注重辨证论治。"辨证"乃为"论治"的前提和基础，惟有辨证准确，进而对证选穴施治，才能效如桴鼓。

谈月涓老师认为人体的经络系统可以"网络系统"来比拟。虽经典论述中十二正经加奇经八脉均有各自明确的循行线路，且泾渭分明、前后续接，再由经筋络脉等分散联结。但实际人体内的气血循环往复、广泛分布，整个人体的气血运行"以通为用"。如人体局部或大范围的气血运行不畅甚至气血运行凝滞，均会影响全身的气机，进而可能产生非常多的变症，可虚、可实不一而足。

以此为主导思想，谈月涓老师在临证中着重"调气血""通经络"。谈月涓老师注重"气机"上的疏通、调畅，而非局部的"打通"。在调理全身气血输布的大前提下，可针对性地再选取简单的局部穴位。

第三章 陆氏温针结合补泻手法治疗颈椎病临床观察

颈椎病又称颈椎综合征,属于中医学"骨痹"范畴,它是指颈椎间盘退行性改变,以及其继发性椎间关节退行性变所致脊髓、神经、血管损害而表现的相应症状和体征。随着现代社会生活节奏的加快、工作方式的改变,颈椎病的发病率逐年增高,且越来越趋于年轻化,严重影响人们的生活。目前,治疗该病尚无特效疗法,手术疗法风险大,西药只能暂时缓解症状,而针灸治疗该病疗效较好,无毒副作用。陆氏针灸的创人陆瘦燕老先生强调温针及手法的重要性,本研究采用随机对照方法,采用陆氏温针结合补泻手法对颈椎病进行治疗,并与普通针刺治疗相比较,现总结报告如下。

一、临床资料

(一)一般资料

本研究病例均来自 2014 年 4 月~2015 年 4 月在上海市中医医院针灸科门诊,患者共 100 例,按就诊先后顺序,将其随机分为温针组 50 例和针刺组 50 例,最终共完成病例观察 92 例,其中温针组 44 例,针刺组 48 例。温针组中男 11 例,女 32 例;平均年龄(47±12)岁;平均病程(5.32±1.45)年。针刺组中男 9 例,女 39 例;平均年龄(46±12)岁;平均病程(5.83±1.22)年。两组患者性别、年龄、病程比较差异无统计学意义($P>0.05$),组间具有可比性。

本文作者:吴君怡,发表于《四川中医》2016 年第 34 卷第 7 期:180-182。

（二）诊断标准

符合 1992 年全国青岛第二届颈椎病专题座谈会纪要制定的颈椎病诊断标准。颈型颈椎病诊断依据：①颈部症状和压痛点；②X 线检查示颈椎曲度改变、不稳定等表现；③应除外颈部其他疾患（如落枕、肩周炎、肌筋膜炎等）。神经根型颈椎病诊断依据：①与病变节段相一致的根性症状与体征；②头部叩击试验、压颈试验、臂丛牵拉试验至少一项阳性；③影像学所见与临床表现一致；④痛点封闭无显著疗效；⑤除外颈椎外病变（如胸廓出口综合征、腕管综合征、网球肘、肘管综合征、肩周炎等）。椎动脉型颈椎病诊断依据：①颈性眩晕，可有猝倒史；②旋颈征阳性；③X 线检查有异常所见；④多伴交感神经症状；⑤应除外眼源性、耳源性眩晕；⑥除外椎动脉 V1、V3 段供血不全，神经官能症与颅内肿瘤等。脊髓型颈椎病诊断依据：①具有颈脊髓损害的临床表现；②影像学检查显示椎管狭窄、颈椎退行性改变；③应除外肌萎缩性侧索硬化、椎管内肿瘤、末梢神经炎等其他疾病。

（三）纳入标准

①符合颈型颈椎病、神经根型颈椎病、椎动脉型颈椎病、脊髓型颈椎病诊断标准四者之一的患者；②或复合型颈椎病患者；③年龄 18～65 岁，性别不限；④自愿参加本试验，并签订"知情同意书"者。

（四）排除标准

①颈椎外伤处于急性期者；②同时应用非甾体抗炎药、糖皮质激素类药物等可能影响结果判定的药物；③孕妇；④不愿加入本试验、中途主动退出或失访者；⑤未能完成本试验内容者。

（五）脱落标准

①不能按规定疗程治疗，自行退出者；②出现严重不良反应者。

二、治疗方法

（一）温针组

选穴：风池、天柱、大杼、列缺；均取双侧穴位。操作方法：采用华佗牌一次性针灸针（0.25mm×40mm）进行针刺。患者取俯伏坐位，头稍向前微倾。上述穴位常规消毒，属于虚证者采用捻转补法1分钟，属于实证者采用捻转泻法1分钟；然后在针尾放置艾炷（用精制艾绒手工搓制成枣核样大小）点燃做温针治疗，每次1壮，留针20分钟。疗程为隔日治疗一次，10次后进行疗效评价。

（二）针刺组

选穴同温针组，施平补平泻法，操作1分钟，仅为针刺治疗。疗程同温针组。

三、疗效观察

（一）观察指标

1. 症状与体征评分

采用0~3分的4级评分法。症状评分各级的标准为：0无；1偶有；2经常有；3持续。体征（椎间孔挤压试验、前后旋颈试验、臂丛牵拉试验）评分各级标准为：0阴性；1弱阳性；2阳性；3强阳性。依次得出相应分值，计算总分。

2. NPQ颈痛量表评分

采用0~4分的5级评分法。各级的标准为：0无；1轻度；2中度；3重度；4极重度。共有10项，依次得出相应分值，计算总分。

3. McGill疼痛询问量表评分

包括疼痛分级指数（pain rating index，PRI）、视觉疼痛评分（visual analogue scale，VAS）、现在疼痛状况（present pain intensity，PPI），依次得出相应分值，计算总分。

（二）疗效标准

参照《中医病证诊断疗效标准》制定。痊愈：临床症状全部消失，阳性体征完全改善，颈部活动自如；显效：临床症状基本缓解，颈部活动自如，主要阳性体征消失，不影响正常生活和工作；有效：临床症状减轻，颈部活动改善，部分阳性体征消失；无效：临床症状及体征基本无改变。总有效率=（痊愈+显效+有效）/总例数×100%。

四、统计学方法

采用SPSS 18.0软件进行统计学处理，计量资料以"均数±标准值"表示，如果符合正态分布和方差齐性，组内比较采用配对 t 检验，组间比较采用两个独立样本 t 检验，否则两组间比较采用 Mann-Whitney U 检验；计数资料采用卡方检验或 Fisher 确切概率检验法。所有的统计检验均双侧检验，均以 $P<0.05$ 表示差异有统计学意义。

五、治疗结果

（一）两组患者治疗前后症状与功能评分比较

两组患者治疗前症状与体征评分比较差异无统计学意义（$P>0.05$）。治疗后症状与体征评分均较治疗前有减少，但温针组评分减少值大于针刺组，差异有统计学意义（$P<0.05$）（表4-1）。

表4-1　两组患者治疗前后症状与功能评较（$\bar{x}\pm s$）

组别	n	治疗前	治疗后	前后差值
温针组	44	7.79±2.79	2.69±2.30[1]	5.10±3.43[2]
针刺组	48	7.12±2.73	2.19±1.76[1]	4.93±2.39

1）表示与治疗前比较 $P<0.05$；2）表示与针刺组比较 $P<0.05$。

（二）两组患者治疗前后 NPQ 评分比较

两组患者治疗前 NPQ 评分比较差异无统计学意义（$P>0.05$）。治疗后 NPQ 评分均较治疗前有减少，但温针组评分减少值大于针刺组，差异有统计学意义（$P<0.05$）（表4-2）。

表4-2　两组患者治疗前后 NPQ 评分比较（$\bar{x}\pm s$）

组别	n	治疗前	治疗后	前后差值
温针组	44	11.92±4.41	5.58±4.34[1]	6.33±4.03[2]
针刺组	48	10.45±4.23	4.19±3.16[1]	6.26±4.07

1）表示与治疗前比较 $P<0.05$；2）表示与针刺组比较 $P<0.05$。

（三）两组患者治疗前后 McGill 评分比较

两组患者治疗前 PRI、VAS、PPI 评分比较差异无统计学意义（$P>0.05$），治疗后 PRI、VAS、PPI 评分均较治疗前有减少，差异有统计学意义（$P<0.05$）（表 4-3）。

表 4-3　两组患者治疗前后 McGill 评分比较（$\bar{x}\pm s$）

组别	n		PRI	VAS	PPI
温针组	44	治疗前	8.31±3.55	4.67±1.79	2.15±0.62
		治疗后	2.2±1.93[1]	1.3±1.17[1]	0.98±0.60[1]
针刺组	48	治疗前	8.17±4.09	5.01±1.83	1.95±0.79
		治疗后	2.73±2.20	1.67±1.42	0.88±0.45

1）表示与针刺组比较 $P<0.05$。

（四）两组临床疗效比较

两组患者均经 10 次治疗后，温针组总有效率为 95.4%，针刺组总有效率为 85.4%，两组总有效率经秩和检验，$Z=-2.11$，$P=0.034<0.05$，差异有统计学意义，说明温针组总有效率优于针刺组（表 4-4）。

表 4-4　两组临床疗效比较

组别	n	治愈	显效	有效	无效	总有效率
温针组	44	10 (22.7%)	17 (38.6%)	15 (34.1%)	2 (4.5%)	42 (95.4%)[1]
针刺组	48	5 (10.4%)	16 (33.3%)	20 (41.7%)	7 (14.6%)	41 (85.4%)

1）表示与针刺组比较 $P<0.05$。

六、讨论

中医学认为，该病多为人体正气不足时，风寒湿邪乘虚侵袭，或因劳累过度颈部肌肉劳损，或因坐姿不当导致太阳经枢不利，风寒湿邪留滞于经络、肌肉、关节，日久不去，则使气血不畅，经脉闭塞，从而发生气滞血瘀、气虚血少、痰瘀互阻的病理变化。颈椎病以颈、肩疼痛麻木为主，与患处的经脉受损有关，因此在治疗上应以温阳通络为根本疗法。《脉经》："以药熨之，摩以风膏，灸诸治风穴。"指出了采用药物熏蒸、艾灸、膏摩等方法治疗颈椎病。《灵枢·经脉》："经脉者，所以能决死生，处百病，调虚实，不可不通。"因此针刺是通过激发经气、疏通经络、调通气血、平抑阴阳失衡，以达到很好的止痛效果，可提高患者的痛阈，使"不通则痛"变为"通则不痛"。

陆瘦燕先生认为温针是针尾加艾燃烧，艾火的温热可以通过针体的传导，透达肌肤深部，不但有温行经气的功效，还有加强手法的作用。温针与艾灸有明显的不同，艾灸只是将艾绒或其他药物放置在体表的穴位上烧灼、温熨，借艾火之力，振阳温经，发挥祛散阴寒的作用，没有针的传导作用。用补泻手法配合使用温针，能帮助经气运行，加强祛瘀通络、温阳补益的作用。陆瘦燕先生认为，温针只需取其温暖，并不需烧之炽热，故使用温针时，艾炷不宜过大过多，一般只须 1 壮（如枣核大）即可。

通过本研究结果，温针组治疗效果优于针刺组。在症状与体征、NPQ 颈痛量表、PRI、VAS 和 PPI 评分比较方面，两组治疗前后自身对照均有所降低（$P<0.05$）；两组治疗后比较，温针组均优于针刺组，且有显著性差异（$P<0.05$）。

综上所述，陆氏温针灸结合补泻手法治疗颈椎病，疗效显著，更能明显减轻患者的疼痛症状，值得进一步推广应用。

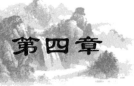

第四章 苏肇家教授针灸治疗肩周炎经验辑要

肩周炎又称肩关节周围炎,是肩部关节囊和关节周围软组织损伤、退变而引起的关节囊和关节周围软组织的一种慢性无菌性炎症。临床以肩部酸重疼痛,夜间为甚,常因天气变化及劳累而诱发或加重,伴肩关节活动受限,甚至局部肌肉萎缩为其主要临床表现。肩周炎是中老年人的一种常见病,多发生在50岁左右,故又被称为五十肩、漏肩风、肩凝症或冻结肩。该病病程较长,如不正确治疗,将严重影响患者的日常生活和工作,降低患者的生活质量。

苏肇家老师是中医副主任医师,陆氏针灸入室弟子,擅于针灸或针药结合,通过经络辨证和脏腑辨证综合治疗疾病,其中对针灸治疗肩周炎更有独特的见解。苏肇家老师认为,肩周炎的病机可以从外邪客络、经络壅塞、肝肾虚损、正气不足等方面来考虑。苏肇家老师在临床中采用局部取穴结合远端取穴,并加用温针;注重"病在上,取之下""左取右,右取左"的应用方法来治疗该病。笔者有幸跟师学习,受益颇多,现将苏肇家老师针灸治疗肩周炎经验作一总结。

一、中医病因病机

中医学没有肩周炎这一名称,根据此病的临床表现,多将其归属于中医学"痹证"的范畴。肩周炎主要症状是逐渐加重的肩部疼痛和肩关节活动受限,其病变部位主要在肩部的经脉和经筋。肩周炎的发生与内外因素皆有关系,内部因素多因调养失宜、体虚或年老气血不足,筋骨失养,致经气不利,正气抗邪能力减弱。外部因素为感受风寒,痹阻气血,或劳作过度、外伤,损及经脉,气滞血

本文作者:尹平,发表于《中医药导报》2017年第23卷第14期:55,61。

瘀，从而导致肩部脉络气血不利，不通则痛。苏肇家老师主要将肩周炎的病机归结为以下两个方面。

（一）外邪客络，经络壅塞

《灵枢·贼风》中有"此皆尝有所伤，于湿气藏于血脉之中，分肉之间，久留而不去；若有所堕坠，恶血在内而不去……其开而遇风寒，则血气凝结，与故邪相袭，则为寒痹"。可见肩周炎的发生常因劳损、风寒湿侵袭，瘀邪留滞肩部，导致经脉痹阻、经气不通而病。

（二）肝肾虚损，正气不足

肝主筋、藏血，经脉之所宗；肾藏精、主骨生髓，为五脏六腑之本。《黄帝内经》曰："正气存内，邪不可干；邪之所凑，其气必虚。"因此，中医学认为肩周炎的发生多在人生50岁左右，人过中年，肝肾渐衰，阳气虚弱，可致气血不足，筋骨空虚，正气不振，以致筋脉肌肉失去濡养；而又受外邪所乘，易使气血凝滞，阳气不布，脉络不通，病程缠绵日久，使肩关节肌肉软组织粘连，出现肩关节功能障碍，活动受限。

二、针灸治疗思路

（一）局部取穴结合远端取穴

局部取穴，即选取病痛所在部位或邻近部位的腧穴。"腧穴所在，主治所在"，主要是根据腧穴普遍具有近治作用的特点而来的。远端取穴是指选取距离病痛较远处的腧穴。"经脉所过，主治所及"的治疗规律，则是根据腧穴具有远治作用的特点而来的，在针灸临床上通常以肘膝关节以下的穴位为主。苏肇家老师认为，针灸治疗肩周炎，不应仅选取患处局部穴位治疗，还当选取相关经络远端腧穴配合治疗。肩部分别为手三阳经脉所系，取肩部穴位——肩髃、肩髎、肩贞针刺以驱邪、散壅、祛瘀、消除致病之因。远端则取手三阳经脉肘关节以下穴位，推动经气、疏通经络，以助驱邪蠲痹；经气既畅，通则不痛，达到治疗目的。

（二）善用温针

陆氏针灸强调针灸并用，尤其重视温针的使用。古人对于温针的使用有以

《黄帝内经》"针而不灸，灸而不针"之言为据，议为"山野贫贱之人"之俗法。但陆瘦燕先生认为，温针和灸法是截然不同的，温针的作用是取其温暖，使患者不觉其烫，而借以帮助针力之不足，在留针时间给以适当的温通作用。在临床上，温针只取其温通作用，并不需烧之灼热。温针，除高热、肝阳、心悸、惊恐、抽筋、震颤、喘息，以及不能留针的患者外，都可适用，尤为适宜一切慢性脊柱病属风寒湿者。然而使用温针时需注意艾炷不宜过大过多，依陆瘦燕先生的经验，一般只需1壮，如枣核大即可。苏肇家老师在临床中亦多重视使用温针，在治疗中，常选取肩髃、肩髎、肩贞穴位上施予艾炷灸，且只灸1壮。苏肇家老师认为，针尾加温，有温阳通络、祛风散寒、温阳补虚、调气行血的作用；可使病变部位的疼痛得到充分改善，以上诸穴，通过温针的使用能气达病所，以更好地提高临床疗效。

（三）注重"病在上，取之下""左取右，右取左"的应用

远道刺是指上病下取、下病上取、循经远道取穴的一种刺法，首见于《黄帝内经》。《灵枢·官针》曰："远道刺者，病在上，取之下，刺府输也。"古人用"标本""根结""气街"理论来阐述人体四肢与躯干的远近、内外、前后的联系。因古代医家多认为人体四肢与躯干之间、上肢与下肢之间，在生理功能和腧穴主治上有着密切的关系，是通过经络对机体内外、上下、前后、左右的联系和调节作用实现的。《素问·五常政大论》有"病在上，取之下；病在下，取之上；病在中，傍取之"，即人体腧穴既可以治疗其所分布部位的疾患，又可以治疗经气所流注的远隔部位的疾患。苏肇家老师在治疗肩周炎时，常取患肢同侧下肢"地机"穴给予针刺，即是上病下取的应用。

当邪气侵犯左侧经脉，引起正邪相争于左，而气机虚乱于右，可能表现出右侧气机阻滞而发生病痛；反之，因在右而病情有可能表现在左。因此，"左取右，右取左"治病的主要机理是以健侧经络调节患侧气血，恢复经络的正常循环。苏肇家老师认为，针刺治疗肩周炎，除在局部选穴外，同时在相应的健侧肩部选取"对应点"针刺，并配合患侧肩部主动运动，可以将气血通畅的健侧经气引致患侧，加快其气血运行，最终达到疏通经络、平衡阴阳的作用，更有利于提高临床疗效，缩短疗程。

（四）选穴特点及针刺方法

苏肇家老师在临床中采用陆氏温针法治疗肩周炎时，选穴：肩髃（患侧）、肩髎（患侧）、肩贞（患侧）、外关（患侧）、合谷（患侧）、养老（患侧）、

地机（患侧）、健侧肩部"对应点"，根据《经穴部位》（GB 12346—90）进行穴位定位。常规消毒后，采用无锡佳健医疗用品有限公司出品的 0.25mm×40mm 毫针进行针刺，采用陆氏传统的双手捻转进针法，重视爪切，需双手协同操作，左手拇指内侧指甲旁赤白肉际处循切穴位左右上下数秒钟后，右手拇指、示指持针，中指抵住针身，环指抵按穴位皮肤，然后将针沿左爪切拇指指甲缘缓慢捻转刺入，保持左右手的夹持姿势，继续运针，直至得气。针刺得气后予肩髃、肩髎、肩贞每针针尾后捏一枣核型艾炷，灸 1 壮即可，留针 20 分钟。待患侧穴位针刺结束后，嘱患者坐起，给予患侧地机、健侧肩部"对应点"针刺，并嘱患者活动患侧肩部，留针 5 分钟。隔两日治疗 1 次，每周治疗 2 次。

三、验案举例

丁某，男性，58 岁，退休工人，2014 年 9 月 12 日就诊于上海中医药大学附属龙华医院。主诉：右侧肩部疼痛不适 5 个月余，加重 2 周。现病史：患者 5 个月前因受凉出现右侧肩部疼痛不适，2 周前症状加重，伴外展、上举、后伸活动受限；夜间痛醒时有，无心慌、上肢麻木等其他特殊不适。曾于外院服用止痛药治疗，效果不甚理想。刻诊：右侧肩部疼痛，伴外展、上举、后伸活动受限，胃纳一般，夜寐不宁，二便尚调，舌淡苔薄白，脉弦紧。辅助检查：（2014 年 8 月 25 日外院）右侧肩关节 X 线片示右肩关节未见明显异常。体格检查：神清，精神可，右侧肩关节无红肿变形，局部压痛（+），外展、上举、后伸活动受限。

诊断：肩周炎（寒凝筋脉）。治法：祛风散寒，温通经络。处方：肩髃（右侧）、肩髎（右侧）、肩贞（右侧）、外关（右侧）、养老（右侧）、合谷（右侧）；针刺得气后予肩髃、肩髎、肩贞每针针尾后捏一枣核形艾炷，灸 1 壮即可；以上诸穴均留针 20 分钟，再配合红外线理疗仪照射。出针后，嘱患者坐起，选取地机（右下肢）、对应压痛点（左肩）针刺，并嘱患者活动右侧肩部，留针 5 分钟。

复诊（2014 年 9 月 16 日）：右侧肩部疼痛明显缓解，活动受限较前改善。按原方患者继续经过 3 次治疗后，诸症渐消。随访 3 个月，疼痛未作，远期疗效肯定。

按语：苏肇家老师认为，肩痹之症，一般多为筋肉的痹证。本案患者，可辨为营血不足，脉络空虚，为风寒之邪所中，以致气血凝滞双肩，痹阻不通，从而导致疼痛缠绵难愈，并伴有活动受限。苏肇家老师辨证论治，近取肩部穴位——肩髃、肩髎、肩贞，并循经远取外关、养老、合谷，以疏通其脉气；复加温针，以温行其脉气；再配合针刺右下肢地机、左肩"对应压痛点"，最终达到阴阳平衡。三者相兼，共奏奇效。

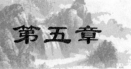

第五章 苏肇家教授针灸治疗失眠经验辑要

失眠,是以经常不能获得正常睡眠,或入睡困难,或睡眠不深,睡眠时间不足,严重者甚至彻夜难眠为特征的病症。失眠,是临床中常见的一种睡眠障碍性疾病,是多种躯体、精神和行为疾病所具有的常见临床表现。由于长期得不到正常的休息,患者则伴有头痛、头昏、健忘、烦躁、多梦等症状。据有关专家估计,到2020年全球将有7亿多失眠患者。世界卫生组织一项调查表明,全球已经有27%的人受到睡眠病症的困扰。而随着现代社会生活节奏的加快,各种压力的增加,失眠患者的数量也正呈现上升趋势。长期失眠会严重影响到人们正常的日间活动,损害其生活质量,并大大增加患其他疾病的危险,目前已成为全球较为关注的难治性疾病之一。

苏肇家老师是上海市名老中医,陆氏针灸入室弟子,擅于针灸或针药结合,通过经络辨证和脏腑辨证综合治疗疾病。其中对针灸治疗失眠更有独特的见解。苏肇家老师认为,失眠的病机可以从营卫失和,阳不入阴;脏腑失和,心神失养;情志不遂,气机紊乱等方面来考虑。苏肇家老师在临床治疗中常采取选取头部穴位和腹部穴位;重视选取“四关”穴及内关、阳陵泉;并且善用背俞穴协调脏腑以养心安神的方法来治疗该病。笔者有幸跟师学习,受益颇多,现将苏肇家老师针灸治疗失眠经验作一总结。

一、中医病因病机

中医学中没有“失眠”这一名称,根据此病的临床表现,多将其归属于中

本文作者:尹平,发表于《四川中医》2017年第35卷第1期:6-8。

医学"不得眠""目不暝""不寐""不得卧"的范畴。失眠的病因复杂，多为情志所伤、饮食不节、劳逸失调、久病体虚等引起脏腑机能紊乱，营卫失和，阴阳失调，阳不入阴而发病，其病位主要在心，多与肝、脾、胃、肾等脏腑有关。苏肇家老师主要将失眠的病机归结为以下3个方面。

（一）营卫失和，阳不入阴

《类证治裁·不寐论治》曰："阳气自动而之静，则寐；阴气自静而之动，则寤；不寐者，患者阳不交阴也。"《灵枢·邪客》曰："卫气独卫其外，行于阳，不得入于阴。行于阳则阳气盛，阳气盛则阳跷陷，不得入于阴，阴虚故目不暝。"由此可见，卫气过盛，营卫失于平衡，营阴不能收敛卫阳，致使阳盛于外，阳不入阴，故不寐。苏肇家老师认为，人之睡眠，由心神主掌，而营卫阴阳的正常运作是保证心神调节人体正常睡眠的基础。

（二）脏腑失和，心神失养

心主血脉，又主神明，为君主之官，是五脏六腑之大主，精神之所舍。心藏神，而神在人体的生命活动中占有重要地位，作为人体重要生理功能的睡眠，也是由心所主的神来决定。《素问·灵兰秘典论》说："肝者，将军之官，谋虑出焉。"肝的疏泄功能正常，则气机调畅，气血调和，寤寐得安。《素问·大奇论》："肝雍，两胁满，卧则惊，不得小便。"可见肝郁气逆，血不归藏，可致神魂不宁。脾胃为"后天之本"，脾的运化功能健全，则正气充足，不易受到邪气的侵袭，脏腑机能正常，胃和卧安。《景岳全书·不寐》所言："劳倦思虑太过者，必致血液耗亡，神魂无主，所以不眠。"《类证治裁·不寐论治》亦指出："思虑伤脾，脾血亏虚，经年不寐。"思虑过多可致气结伤脾，气机不畅，脾运失常，不仅不能运化气血，导致气血生化无源，营血亏虚，心神失养，从而出现不寐；而且还可以导致运化水湿失常，酿生痰饮，积而生热，痰热扰心，导致失眠的发生。肾为水脏，有化气利水之功，若肾气不足，水道不利，肾虚水泛，则可阻碍气机运行，上凌心肺，故喘而不得卧，正如《素问·逆调论》中记载："夫不得卧，卧则喘者，是水气之客也；夫水者，循津液而流也。肾者，水脏，主卧与喘也。"另外，肾水亏虚不能上济于心，内扰心神而亦可致失眠。苏肇家老师认为，失眠的病位虽在心，但与肝、脾、胃、肾各个脏腑的正常功能活动相关。

（三）情志不遂，气机紊乱

情志变化以脏腑气血为物质基础，是人体对外界客观事物的刺激所做的不同反应，是人的情感和情绪变化，是精神活动的一部分。失眠的发生与情志的失常密切相关。当情志刺激超过了个体的生理活动范围及承受能力，则会引起五脏气机失常、阴阳失调，从而出现失眠。《张氏医通》曰："平人不得卧，多起于劳心思虑，喜怒惊恐。"《景岳全书·不寐篇》："劳倦思虑太过者，必致血液耗亡，神魂无主，所以不眠。"由此可见，情志活动太过均可导致气机不利，升降失常，气血生化无缘，心失所养而致失眠。

二、针灸治疗思路

（一）选取头部穴位以调督养脑安神

《灵枢·大惑论》认为："五脏六腑之精气……上属于脑。"脑为元神之府，诸阳之会，刺激头部穴位不仅可以疏通经脉气血，调节阴阳平衡，而且还能改善脑部的供血，缓解头昏、头胀、多梦等症状，从而到达治疗失眠的效果。《难经·二十八难》记载："督脉者……起于下极之俞，并于脊里，上至风府，入属于脑。"可见，督脉与脑的关系极为密切。苏肇家老师认为，针灸治疗失眠，选取头部穴位应以百会、印堂二穴为主。督脉入络脑，百会位于头之巅顶，为手足三阳经与督脉及足厥阴肝经之交会处，为诸阳之会、百脉聚合之处，可调补中气、健脑安神，为治疗失眠的首选穴位。印堂为调神醒脑要穴，不仅能够调理督脉经气，推动头部气血运行，而且可以充盈髓海，调气行血，调督安神。

（二）选取腹部穴位以"胃和卧安"

早在《素问·逆调论》中即有"胃不和则卧不安"的记载。脾胃为气血生化之源，可以化生营卫，营养全身。若胃气受伤，脾胃化生水谷精微的功能减弱，则营卫化生不足，致营卫运行失常，阳不入阴，从而出现不寐。苏肇家老师在治疗失眠中常选取的穴位有中脘、建里、天枢和气海四穴。中脘为胃之募穴，有调胃和中、补虚益气的作用，建里可调理中焦、调畅气机，安神定志。《素问·逆调论》云："阳明者，胃脉也，胃者，六腑之海，其气亦下行，阳明逆不得从其道，故不得卧也。"故同时选取足阳明胃经的天枢以健脾助运、和胃安神，使阴阳相交而得寐。而气海为任脉一重要穴位，可以调气安神，阴阳合和，培本固肾。诸穴共用，共奏奇效，胃和卧安。

（三）重视选取"四关"穴及内关、阳陵泉

"四关"一词始于《灵枢·九针十二原》，《针灸大成》云："四关穴，即两

合谷，两太冲是也。"合谷，属多气多血之阳明经之原穴，主动主阳，有调经活络、行气开窍、镇静安神之功；太冲，属少气多血之厥阴经之原穴，主静主阴，有调和气血、通经活络、舒肝理气之功。苏肇家老师在临床治疗失眠中，尤其重视"四关"穴的应用。两穴配伍使用，一阴一阳，一气一血，一升一降，一脏一腑，共有气血同调，调理脏腑，平衡阴阳之功效，从而达到治疗失眠的效果。苏肇家老师在处方选穴中，还重视选用内关、阳陵泉两穴。内关为手厥阴心包经之络穴，络于三焦经，又是八脉交会穴，通阴维脉，主心、胸、胃疾患，有镇惊安神、清心除烦、理气和胃之功。阳陵泉为足少阳胆经之合穴及下合穴，《灵枢·邪气脏府病形》："合治内腑。"《灵枢·四时气》："邪在腑，取之合。"苏肇家老师认为，此穴可以调肝理气，疏肝利胆，安定神志，在治疗失眠中起到良好的效果。

（四）善用背俞穴协调脏腑以养心安神

背俞穴是五脏六腑之气输注于背腰部的腧穴，分布在膀胱经的第一侧线上。全身经脉之气通过经别的离、合、出、入，均可注入足太阳膀胱经，使其与五脏六腑皆相通。背俞穴作为脏腑之气疏通出入之处，内应于脏腑、反注于背部，具有反映脏腑功能状态、调节脏腑气血、治疗脏腑疾病的作用。足太阳膀胱经的循行"其直者，从巅入络脑""上额，交巅"，与大脑直接发生联系，因此可起到充盈脑髓、调养元神之效。苏肇家老师在临床治疗中，常经过脏腑辨证之后，依据临床，常多以心俞、脾俞、肝俞、肾俞为主要穴位。对于心脾两虚型的失眠，苏肇家老师常选用心俞、脾俞；肝郁化火型，则选用心俞、肝俞；心肾不交型，则选用心俞、肾俞。经苏肇家老师多年的临床经验，针灸治疗失眠配合选用背俞穴，往往能够达到事半功倍的疗效。

三、验案举例

钱某，女性，45岁，公司职员，2016年3月4日就诊于上海中医药大学附属龙华医院。主诉：入睡困难3年余，加重3个月。现病史：患者3年前因工作原因经常入睡困难，时轻时重；近3个月来，由于工作压力大，失眠加重，入睡困难，寐而易醒，常伴多梦，每晚睡眠2~3小时，严重时彻夜难眠，痛苦不堪。曾于外院诊疗，间断服用酒石酸唑吡坦片、艾司唑仑等西药，治疗效果不甚理想。刻诊：入睡困难，多梦，寐而易醒，同时伴有急躁易怒，心烦焦虑，嗳气频繁，口苦，头昏等症，胃纳尚可，二便调，舌红苔薄黄，脉弦。

诊断：不寐（肝郁化火）。治法：清肝泻火，理气和胃，养心安神。处方：①仰卧位：百会、印堂、中脘、建里、天枢、气海、合谷、太冲、内关、阳陵泉；②俯卧位：心俞和肝俞；以上诸穴均留针20分钟，分正反两面治疗，再配合红外线治疗仪照射。

复诊（2016年3月8日）：患者入睡困难症状改善，但仍寐而易醒，伴多梦等，遵前方继续治疗5次后，患者睡眠质量明显提高，入睡困难症状减轻，醒后易入睡，偶有夜梦，每晚睡眠6小时左右，无明显心烦、口苦、嗳气等症状。又予5次治疗，选穴略有加减，患者夜寐安，失眠基本告愈。

按语：苏肇家老师认为，失眠为临床常见病，归属阴阳失调、阳不入阴之症。多因脏腑不调，情志不畅而生。本案患者入睡困难，伴多梦、急躁易怒、心烦口苦、嗳气等症，舌红苔薄黄，脉弦细，故辨为肝失疏泄、气机不畅、肝郁化火、神失所养之证；治以疏肝理气，平肝降逆，清心安神。取百会、印堂以调气行血，调督安神；取中脘、建里、天枢、气海以调理中焦、调畅气机，胃和卧安；取合谷、太冲以气血同调，阴阳平衡；取内关、阳陵泉则调心安神，宽胸理气；取心俞、肝俞则调理心肝气血。诸穴配合，共奏养心安神之功。

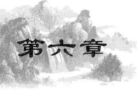

第六章　陆氏针灸治疗老年性阴道炎

　　老年性阴道炎,又名萎缩性阴道炎,是一种非特异性阴道炎,也是老年妇女多发病之一,国内发病率为30%~58.6%,国外发生率约为98.5%。该病多发生在绝经期后的妇女,部分双侧卵巢切除术后或哺乳期妇女也可出现。老年性阴道炎的发生是由于老年妇女的卵巢功能退化,雌激素水平降低,阴道壁萎缩,黏膜变薄,上皮细胞内的糖原含量减少,导致阴道内的 pH 上升,阴道抵抗能力下降,使病菌侵入阴道,引起炎症的发生。老年性阴道炎的临床表现为阴道干涩、刺痒、外阴瘙痒、有灼热感,阴道分泌物增多,白带异味等;还将发生性交痛和性交困难甚至造成阴道狭窄粘连、闭锁、老年性子宫内膜炎、盆腔炎、宫腔积脓等,直接影响绝经后妇女的生活质量,故需要积极治疗。

一、老年性阴道炎的临床治疗进展

　　目前,现代医学对老年性阴道炎的治疗主要分为激素疗法和非激素疗法,激素疗法包括口服雌激素及局部使用雌激素制剂,非激素疗法包括阴道内使用抗生素、润滑保湿制剂、维生素 E 或 D 剂、活菌制剂及 0.5%醋酸或 1%乳酸酸性药物冲洗阴道等方法,以增加阴道抵抗力、调整 pH、抑制细菌生长等。由于老年性阴道炎的主要病因是雌激素缺乏,而不是原发感染,抗生素制剂如甲硝唑虽然可以有效杀灭细菌,减轻炎性症状,但不能改善阴道局部雌激素水平,促进萎缩的阴道黏膜细胞增生,其他非激素疗法也只是暂时缓解阴道干涩、刺痛等不适症状,故不能从根本上治疗老年性阴道炎。因此,雌激素仍是作为西医治疗该病的

本文作者:尤晓欣,发表于《上海针灸杂志》2017 年第 36 卷第 8 期:1004-1007。

首选药物。但长期口服雌激素，可刺激乳腺和子宫内膜的异常增生，增加患乳腺癌和子宫癌的风险；局部使用雌激素虽可明显改善阴道干涩、刺痒等一系列症状，短期内未见明显副作用，其长期副作用尚未明确，因而雌激素的副作用特别是潜在的致癌危险限制了其临床应用。近年来，中医药治疗老年性阴道炎逐渐被越来越多的临床医生所关注，内服、外用、内外合治、针药并用等众多方法，均取得一定的临床疗效。

二、陆氏针灸治疗老年性阴道炎

（一）陆氏针灸流派主要学术思想

陆氏针灸流派是我国近现代国内外影响最大的针灸流派之一。陆氏针灸疗法于 2009 年 6 月被列入上海市非物质文化遗产名录，2011 年 5 月被列入国家级非物质文化遗产名录。陆氏针灸流派具有较完整的针灸学理论和方法学体系，在针刺方法、配穴方法、切诊方法及经络学说等方面，均有独特的见解和成就。陆氏针灸流派的学术思想和诊疗特色包含：①研究阐发经络、腧穴理论，以此作为辨证论治的主体，运用经络理论指导临床；②全面切诊，整体治疗，注重肾气和胃气对人体的影响；③权衡缓急，处方配穴有常有变；④重视爪切、善施行气、补泻手法；⑤针法与灸法并重，针药并用，进行综合治疗；⑥习用毫针，提倡温针、伏针、伏灸。

（二）陆氏针灸治疗老年性阴道炎

苏肇家老师师从陆瘦燕先生，为陆瘦燕 20 世纪 50 年代入室弟子，继承了陆瘦燕先生的学术思想和诊疗技术，在数十年的临床实践中运用陆氏针灸治疗老年性阴道炎，取得了一定的临床疗效，现对于陆氏针灸治疗老年性阴道炎的临床经验进行总结和分析。

1. 陆氏针灸对老年性阴道炎病因病机分析

老年性阴道炎属于中医学妇科杂病"阴痒""带下"范畴，陆氏针灸对于该病病因病机的认识以《素问·上古天真论》中所述的"女子七七，任脉虚，太冲脉衰少，天癸竭，地道不通"为基础，认为中老年妇女进入围绝经期后，随着肾气渐损，冲任虚微，天癸枯竭，月事断绝；或肝阴耗损，生化无源，精血不足而无法下注血海，以致阴部失荣，可出现阴道干涩、作痒、刺痛等主要症状。肾气不足，日久则气化失常，水湿内停或正气渐虚，易受外邪侵袭，湿性趋下，易袭阴位，湿邪久驻蕴而成热，以致湿热下注，可出现阴道分泌物增加、阴部灼热、带下异味等兼症。故该病的发生与肝、肾二脏密切相关，主要涉及冲任二脉。

2. 陆氏针灸对老年性阴道炎的辨证论治

陆氏针灸认为老年性阴道炎以肝肾亏虚、冲任失调为本，或兼有湿热下注之标，故治则以调补冲任、和肝益肾为主，兼以健脾化湿，清热止带。取任脉、足厥阴肝经和足太阳膀胱经三经腧穴为主，常用穴位包括关元、中极、曲骨、曲泉、阴陵泉、三阴交、公孙、太冲、肾俞、肝俞、次髎、下髎；若肝经湿热加取行间，肝肾阴虚加取太溪，脾虚湿盛加取足三里、脾俞。

冲脉、任脉源于小腹（关元），起于胞中，出会阴之间，足三阴经脉又与任脉交会于中极、关元，故取两穴可调益三脏之功，以通调冲任；曲骨为任脉、足厥阴肝经之会，可疏肝而利冲任；太冲为肝经原穴，曲泉为肝经合穴，两穴并用既可清肝经湿热，又可补肝肾阴虚；公孙为八脉交会穴，通冲脉；阴陵泉健脾利湿；次髎、下髎为治疗前后阴疾病之常用穴。因手足三阴经脉之原气自肢端直接作用于本脏，注输出于背部五脏的腧穴，结聚于五脏的募穴，其本在四肢，而标在背俞与腹募，故陆氏针灸处方取穴注重背俞穴的运用，治疗老年性阴道炎时取肝俞、肾俞等调理相应脏腑之虚实。

辨证论治是中医整体治疗观念的基础，作为中医外治法的针灸治疗同样不能脱离辨证阶段，《灵枢·九针十二原》："凡将用针，必先诊脉。"陆氏针灸在临床诊疗时十分重视四诊，特别重视切诊的运用，切诊不仅仅包括切脉，还涉及切按经脉和腧穴，其中强调切按膀胱经背部腧穴，当内脏或经脉有病时往往可以在该对应脏腑或经脉的背俞穴位置上触及异样变化，而针刺背俞穴最为准确的定位即为触及变化最为异样之处。因此，治疗老年性阴道炎时应结合四诊，全面、正确地分析证候，选取主穴配穴，根据每位患者每次就诊病情不同则处方有常有变。

3. 陆氏针灸治疗老年性阴道炎的针刺手法

陆氏针灸施治时注重针刺手法的运用。老年性阴道炎施治过程中诸穴均以爪切法进针，陆氏认为爪切法不仅可固定穴位、宣散气血，还可转移患者注意力，减轻针刺疼痛感和防止刺伤血管、脏器，其中针刺关元、中极针尖稍向下斜刺，得气以针感向阴部放散为度，而后两穴交替施以针刺补泻手法。若患者以本虚为主，则关元或中极施提插补法，予以调和阴阳、调补冲任二脉之虚；若患者兼有湿热下注之标，则关元或中极施捻转泻法，予祛除邪气壅滞、调和营卫不足、疏通经气运行；其他诸穴常规针刺，得气后留针。选取关元、中极两穴施以针刺补泻手法，还可推助诸经经气使达病所，阴部气血充盈，得以濡养，方可抵御外邪侵袭，加强疗效。

4. 辅以温针、中药综合治疗老年性阴道炎

陆氏针灸推崇温针在临床上的运用，认为温针不同于艾灸，使用时艾炷不宜过大过多，取如枣核大小艾绒一壮，置于针尾，待其燃尽后，以温热之力加强针力，即称为"温针"，只需取其温暖，借以帮助针力之不足，可用于久病经络空虚、营卫之气不调之病症。临床上对于因肾气亏虚、精血不足而无明显湿热或阴虚之象的老年性阴道炎患者，施以温针脾俞、肾俞，充实脾肾两经经气，助于后天之本的气血生化，补充先天之本的不足。

针灸辅以中药，进行综合治疗也是"陆氏针灸"流派学术思想的一大特色之一，在针灸治疗老年性阴道炎患者过程中，可根据病情辅以中药汤剂，自拟方包括柴胡、白芍、香附、芫蔚子、仙茅、怀牛膝、菟丝子、淫羊藿、知母、椿根皮、杏仁，炙甘草；方中柴胡、香附疏肝理气，白芍养血柔肝，仙茅、菟丝子、淫羊藿、怀牛膝补益肝肾，知母、椿根皮滋阴清热燥湿，芫蔚子理气活血，杏仁杀虫止痒，炙甘草调和诸药。若湿热下注，加土茯苓、黄柏；脾虚湿甚，加党参、白术；兼有肝郁气滞，加郁金、青皮。

三、临床医案举例

患者，女性，52岁，2015年12月1日初诊。患者因"反复阴部痒痛伴白带增多半年余"就诊。患者绝经3年，半年前出现阴部瘙痒刺痛，白带增多，外院就诊诊断为老年性阴道炎，未予正规系统性治疗。劳累后症状加重，偶有胸闷不适，平素时感肢体困重，易乏力倦怠，善太息。刻诊：阴部痒痛，白带增多，干涩，无异味，小便频数，大便调，夜寐尚安。舌体胖大边有齿痕，舌淡苔薄白，脉濡细。

西医诊断为老年性阴道炎。中医诊断为阴痒（冲任失调，肝脾肾俱虚）。治法：调理冲任，和肝补肾健脾。处方：关元、阴陵泉、三阴交、公孙、太冲、肝俞、脾俞、肾俞、次髎、下髎。针刺诸穴得气后，关元行提插补法，留针20分钟。方药用柴胡9g，郁金9g，香附9g，青皮6g，芫蔚子12g，菟丝子12g，仙茅15g，淫羊藿15g，知母9g，黄柏9g，土茯苓20g，椿根皮12g，杏仁9枚，炙甘草6g，每日1剂，水煎300mL，分两顿饭后温服。

2日后复诊，阴部瘙痒刺痛缓解，带下较前减少，胸闷及小便频数均减轻，夜寐欠安多梦。舌体稍胖大边有齿痕，舌淡苔薄白，脉濡细。针刺守法续治1次，原方去青皮、知母，加磁石30g。三诊时，患者偶有阴部瘙痒，无刺痛，带下较前减少，腰酸，二便调，夜寐欠安。舌体稍胖大边有齿痕，舌淡苔薄白，脉

濡。针刺加大肠俞，温针肾俞，余法同前。原方去磁石，加龙齿 30g。后续治 2 次，阴痒、带下均已除，余症基本缓解。

按语：患者为中年女性，绝经后肝、脾、肾三脏之气渐损、冲任虚衰，脾虚则无力生化气血，加之先天之本原气不足无力推助脾胃发挥运化功能，而致肝血不足、无法下注血海，阴道失其濡养则淫痒不止；肾气不足、气化失常，水湿内停、下注任带二脉而致白带增多；肾气不充，封藏失职，膀胱失约而致腰酸、小便频数；气血亏虚，心神失养，而致多梦少寐；肝失疏泄，气机郁结而致胸闷等诸症。患者初诊时苏肇家老师针刺以和肝补肾健脾、理气生血为主，辅以中药疏肝理气、补肾滋阴、利湿止带。复诊时，患者主症改善，出现多梦，故方药中加磁石镇惊安神。三诊时患者兼有腰酸、夜寐仍欠安，故加大肠俞疏通腰部气血运行，温针肾俞调补肾气；方药去磁石，加龙齿宁心安神。治疗 5 次后患者周身经气畅行，局部气血充实，体内湿邪已除，阴阳平衡，故而病愈。

《素问·评热病论》："邪之所凑，其气必虚。"老年性阴道炎是围绝经期妇女常见病、多发病之一，亦系机体正气不足、阴阳失衡，外邪易袭所致。针刺的主要作用是调气，即通过调整经络之原气，从而使脏腑恢复正常功能，体内气血恢复正常运行。陆氏针灸治疗老年性阴道炎以经络理论作为指导，辨析脏腑为先，通过针刺手法调整患者体内的经气运行和脏腑虚实，改善局部气血虚损，增强抵御外邪之力，使机体重新达到阴阳平衡，从而恢复健康。

第七章　眩晕（梅尼埃病）治验概述

　　内耳膜迷路积水-耳性眩晕综合征，又称梅尼埃病，是以反复的发作性眩晕为主，同时伴有恶心、呕吐、平衡障碍及耳部闷胀感、耳鸣、波动性进行性听力下降等听神经损害为主要临床特点的一种疾病。该病为眩晕最常见的病因之一，目前发病机制尚未明确。一般认为内淋巴吸收障碍及回流受阻，引起内耳的膜迷路发生积水为其主要的病理机制，此外尚有先天性内耳异常、内分泌紊乱、自主神经功能紊乱等其他发生机理。目前现代西医学一般主张对该病采用发病期对症治疗、间歇期病因治疗及预防发作的策略，但疗效不稳定。因此有些患者往往因为临床效果不佳而失去治疗信心，错过最佳的治疗时机，使得病情进展到耳蜗毛细胞死亡、前庭功能丧失并逐步演变为耳聋、共济失调等阶段。

　　根据梅尼埃病发作期头晕目眩、自觉如坐舟车、恶心泛呕等主症特点，一般将其归于祖国医学"眩晕""眩冒""目眩"之属。古代医学典籍对于此类症状论述颇多。《灵枢·口问》有云："上气不足，脑为之不满，耳为之苦鸣，头为之苦倾，目为之眩。"《素问·至真要大论》以"诸风掉眩，皆属于肝"为论；医圣仲景认为眩晕的重要致病因素为痰饮，即"心下有支饮，其人苦冒眩"；南宋医家杨士瀛在《仁斋直指方论》中提出"瘀滞不行，皆能眩晕"；金代医家刘完素主张从风火立论；元代朱丹溪则提倡"治痰为先"；及至明代张景岳进一步发挥，曾谓"无虚不作眩"。历代医家对眩晕之论可谓众说纷纭，各有所述，总而言之，各家学说大致可归纳至"因虚致眩""无痰不作眩"二端，病位在头面清窍，与脾、肾、肝等脏腑功能失调有关，其根本病机为本虚标实，本虚为髓海不足、清窍失养或脾运失司，标实即风、火、痰、瘀等兼杂的病理产物上扰清

本文作者：李甜，发表于《四川中医》2018 年第 11 卷第 36 期：18-20。

空。所以治疗上当审证求因，标本兼顾，因虚而作当补虚，因痰而作则祛痰，因风火而作则熄风降火。

陆氏针灸是我国针灸学术界的著名流派。凭借其强调"经络腧穴理论为辨证论治的主体""全面切诊整体治疗""权衡缓急处方配穴""善用针刺补泻手法""针药相辅综合治疗""习用毫针、善用温针、伏针、伏灸"几大学术特色，得以从中国近现代海内外各针灸学术流派中脱颖而出，于2011年被列入国家级非物质文化遗产名录。上海市名老中医苏肇家老师作为陆氏针灸的入室弟子，熟谙中医学说，临床治验丰富，擅长通过脏腑辨证和经络辨证相结合进行针药并举的临床实践，在眩晕（梅尼埃病）的治疗上取得良好疗效。苏肇家老师强调该病需重视"内耳膜迷路积水"这一基本病理特征，痰湿之邪阻滞头面清窍而致清阳不升、浊邪不降，治疗中当以健脾渗湿、祛痰开窍为旨，施治运用得当则往往可以一举得效。现将临证经验进行整理，详述如下。

苏肇家老师认为，梅尼埃病既不能单纯运用脏腑气血理论去界定，亦不能简单地运用经络腧穴立论来概括，对于该病的论治思路尚需有综合的认识。目前临床工作者普遍认同，梅尼埃病的组织病理学改变以内耳膜迷路积水为主，相关研究表明，经鼓室钆注射内耳成像磁共振检查所见的阳性率高达97.16%，其程度与纯音听阈、疾病分级、前庭诱发肌源性电位等梅尼埃病的临床评估指标显著相关。虽然尚未十分明确内耳膜迷路积水程度与前庭功能之间是否存在有直接关联，但随着内耳膜迷路积水减少或消失，不仅听力损失会出现明显恢复，眩晕等失衡症状也有显著改善。重视内耳膜迷路积水这一特定的病理学表现对于梅尼埃病的认知有重要的导向意义，因此苏肇家老师提出该病多为脾胃运化失司，滋生痰湿一类有形之邪，内阻经络，清窍失养所致。随着经济水平的提升，现代人的饮食结构与生活方式较之以往有明显区别，越来越精细化的饮食摄入及久坐少动的劣习极大影响脾胃功能。水谷入而不化，停滞中焦；气机升降受阻，则精微无以布散周身，津液停滞，聚凝为痰饮，故病家多见肥胖体型，常有恶心欲呕、胸闷腹胀之感。所谓清阳不升，浊阴上犯，故见头晕目眩。痰湿内阻经络，气血难以上荣头面，耳窍失养则耳鸣阵作。久而久之，髓海失荣，头晕目眩来势汹汹，耳鸣或化成耳聋，终沉疴难愈。

针对特定的病因病机，苏肇家老师认为梅尼埃病的中医综合治疗当以健脾渗湿、祛痰开窍为旨，辅以疏通头面经络，提倡针刺为主，以方药加强巩固。

助脾运为该病治疗的第一要务，针刺处方中尚需运用调节脾胃运化功能的穴位。脾胃居中属土，足三里为胃腑之下合穴，本穴为土中之真土，其强壮脾脏胃腑之用不言而喻。阴陵泉为脾经之合穴，尤专脾不化湿、聚湿生痰的病症。丰隆为足阳明之络穴，可沟通表里两经，既可调太阴以助运化，又能消痰化浊，《玉龙歌》曾云"痰多宜向丰隆寻"，其治痰之用可见一斑。四关穴的选择则体现了苏肇家老师对气机疏导的重视：合谷主升，太冲主降，二穴合用以促成气机周流全身、升降不止。内关功擅止呕、宁心，支沟泻三焦之相火，常用于治疗眩晕。远道穴位配伍中选择足三里、阴陵泉、丰隆、内关、支沟、四关诸穴合用，对于清阳不升、浊阴不降之证尤为适宜。

背俞穴属足太阳膀胱经，是各脏腑经气结聚于背部之处，可直接调节相应脏腑的气血阴阳，对于脏腑病有着重要的治疗意义。脾俞功专利湿升清、健脾和胃、益气壮阳，其用可一言蔽之。梅尼埃病大多突然起病，发作时间无明显规律且易反复不止，来势汹涌，迁延不愈。在整个"目闭眼暗，身转耳聋，如立舟车之上，起则欲倒"的发作过程中患者始终处于意识清醒状态，这一特点会造成病患的极大恐慌，长此以往的惶恐状态给患者及家庭带来了很大的心理负担，可谓苦不堪言。因此，苏肇家老师强调要利用好内关、心俞宁心安神的功效，治疗中配合医者的言语开导，促使患者镇静下来，以便进一步消除恐慌、树立治疗的信心。

此外，《灵枢·逆顺肥瘦》曾云："手之三阳，从手走头；足之三阳，从头走足。"针灸治疗学中处理头面五官疾病的一种重要思路即为疏导手足三阳气血运行。百会位于巅顶，自古称之为"诸阳之会"，是督脉与手足阳经交会、百脉聚合之处，刺之对于振奋阳经气血有显著效果，历来是头面五官疾病治疗之要穴。叶天士在《临证指南医案·卷八·耳部》提到："胆络脉亦附于耳……邪干窍闭治在胆，乃定例也。"率谷、风池俱为胆经头面部循行上的穴位，前后配伍对于疏通耳脉可谓相得益彰。此外，风池专擅熄风止眩，急性发作的头晕目眩尤为明显者可于该穴行泻法，取"绝而止之"之义，该穴针刺手法上尤其强调针感需传导至病所。故而病灶局部取穴意在清利头目、疏通耳脉，主取百会、率谷、风池。耳前区穴位不作为主要选穴，一方面是因为疾病初起耳鸣、耳聋、耳胀等耳部症状相较于眩晕而言尚可忍受，其次耳前区域皮薄肉少痛感明显，刺激量过大易于引起晕针反应，因此仅在病家自述耳胀闷痛明显时取之一二以加强疏通之效。

上述针刺治疗方案实为陆氏针灸经腧治疗理论的实践典范。在《陆瘦燕朱汝功论针灸辨证论治》陆氏针灸处方配穴原则论述中曾提出，头面躯干部的腧穴只具局部及邻近治疗作用，四肢部腧穴则兼具局部及远道治疗功效，其中五输穴对各脏腑功能失调疾患更是极具特效，结合背俞穴运用可谓"四两拨千斤"。梅尼埃病病位虽在头面，但痰阻清窍、清阳不升的基本病机确为脾运失司这一脏腑功能失调的体现。头面等处的局部取穴只起清利头目、疏通耳脉之用，尚需结合脾胃两经、背俞等穴位才能标本兼治。此外，头面局部穴位操作上运用导气针法能最大程度调用针刺对于经气的疏利引导作用，从而保证临床疗效的提高。

苏肇家老师考虑到梅尼埃病大多病程迁延不愈，髓海空虚易招致风阳上扰，痰阻日久易郁而化热，到疾病后期风痰火郁互结，眩晕、耳鸣、泛恶等症状常有愈演愈烈之势；有鉴于针刺选穴配伍已有一套完备的整体论治思路，辅助的中药处方精简凝练地选择了天麻、钩藤、石菖蒲这三味药物为君，以起加强巩固疗效的作用。天麻、钩藤为熄风止眩的经典相须配伍，两药均专功平肝熄风，不同之处在于天麻甘平柔润，兼能养阴；钩藤则甘而微寒，清热之用更显，且钩藤煎剂明显的镇静作用也获得药理学研究支持和临床广泛认可。石菖蒲具有化湿开胃、开窍豁痰、醒神益智的功效，目前中医内科对石菖蒲的运用大多集中在癫痫、中风一类神志疾患，而中医耳鼻喉科则常将其运用耳聋耳鸣之证，正如《名医别录》中所述，石菖蒲"主耳聋"，能"聪耳目，益心智"，该药辛温微苦，辛温可上开清窍，苦可燥湿化痰，故尤其适合痰湿闭阻清窍而引起的眩晕伴见耳部症状。上述三药合用并随症加减，可谓火力集中，有的放矢。

典型病案：患者，男性，伊朗籍，47岁，身高约165cm，体重约90kg，2017年9月13日于上海中医药大学附属龙华医院就诊。主诉眩晕伴耳鸣反复发作20余年，起病无明显诱因、发作无节律，急性发作时自觉天旋地转，睁眼困难，四肢困着，只能平卧于床上不可改变体位，否则会恶呕不止，多吐出黏稠痰涎。左耳持续性高调鸣响，右耳听力受损严重，曾以助听器助听，目前已基本丧失听力。先后于国内外各医疗机构就诊，均诊断为梅尼埃病。曾行盐酸氟桂利嗪、甲磺酸倍他司汀口服，局部注射山莨菪碱等治疗，疗效并不理想。刻诊：眩晕伴左耳轰鸣阵作胀痛明显，胸闷泛恶，急躁易怒。胃纳一般，大便略溏，夜寐欠佳。舌体胖大边有齿印，舌暗淡苔白腻，脉沉弦滑。

西医诊断为梅尼埃病。中医诊断为眩晕（痰蒙清窍）。治法：健脾渗湿，祛痰开窍。处方：①取百会、率谷（双侧）、风池（双侧）、听会（双侧）、足三里（双侧）、阴陵泉（双侧）、丰隆（双侧）、内关（双侧）、四关（双侧）、脾俞（双侧）、心俞（双侧）针刺。以上各穴分正反两面分别治疗，其中双侧风池行捻转泻法至针感传导至前额，听会捻转进针至酸胀感放射至左侧内耳，各穴留针20分钟，配合以红外线治疗仪照射双侧足三里或脾俞。②中药颗粒剂自拟方5剂，早晚两顿分服。

9月17日二诊诉眩晕大减，右侧耳聋无明显改善，左耳内胀痛及胸闷泛恶感基本消失，尚余左耳鸣响，但发作频率较前减少，声响亦减轻，效不更法。患者9月20日三诊自诉眩晕、恶呕等症状已完全消失，虽右侧耳聋无明显改善，左耳仅晨起后会出现阵发低调鸣响，已可长时间乘坐交通工具而无后顾之忧。减听会、内关及口服中药，余治同前。患者三次治疗结束后自觉效果满意，次日遂乘机回国。

　　按语：该患者体型肥胖，肥人素来多痰，且中东国家饮食多以肥甘厚味为主，更易困脾生痰。眩晕时作、耳内轰鸣胀痛、胸闷泛恶等俱为痰蒙清窍、气机受阻之象，且右耳病程日久、听损严重，恐以错失治疗良机。治疗中以百会、率谷、风池清利头目，开窍定眩，佐以听会疏通耳脉；凭足三里、阴陵泉、丰隆健脾渗湿祛痰；选四关畅达气机；取内关、脾俞、心俞以心脾同治，镇静安神、止呕；配合中药口服以熄风止眩，化痰开窍。针药并举，则一治效，二三治显，效如桴鼓。后继尚需嘱托患者调整饮食及生活习惯，畅达情志，预防病情反复。

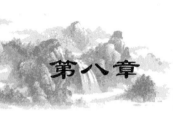

第八章　陆氏针灸治疗精神分裂症经验

　　精神分裂症是一组病因尚未明确的重性精神病,其临床症状复杂多样,患者大多存在思维、情感、感知觉、意志行为和认知功能多方面不协调,然而个体症状差异较大,甚至同一患者在不同的疾病阶段也会出现症状的显著差异。常见症状可概括为两类:阳性症状类包括幻觉(如幻听、幻视、幻嗅、幻味及幻触等)及精神错乱,其中尤以幻听、妄想、自主精神与躯体活动失控(即被动体验)更为突出。阴性症状与认知症状类包括自我封闭、认知和整体行为能力下降、缺乏动力、感觉迟钝、失语、失忆等。精神分裂症的慢性病程会引发患者逐步脱离正常的生活轨道,失去劳动生产力,生活陷入混乱,50%以上病患有轻生倾向;同时此类患者可有暴力行为,且遭受意外伤害的概率也远高于正常人。因此,该病给患者本人、家属及社会公共医疗带来了巨大的经济负担。

　　陆氏针灸流派陆瘦燕、朱汝功伉俪在多年的临床实践中认识到精神分裂症,即"癫狂疾",症状往往并非单一,而是交替、演变、错杂出现的,"临床所见患者喜怒常有相兼者",主张"针对病因,补泻兼施"。笔者有幸师从陆瘦燕先生入室弟子苏肇家老师研习,本文试以陆氏针灸学术精粹——《陆瘦燕朱汝功针灸医案》为本,结合跟师体验,对陆氏针灸治疗"癫狂疾"一类神志疾患的学术特点进行梳理。

一、病因病机

　　一般认为,精神分裂症当对应中医学精神情志类疾病范畴下"癫狂"之属。

本文作者:李甜,发表于《中医药导报》2019年第25卷第17期:69-71。

"癫狂"虽多有连称，古哲先贤对于该病的认识仍多以症状性质为界，《灵枢·癫狂》有云："癫疾始生，先不乐，头重痛，视举，目赤甚，作极已而烦心……狂始发，少卧不饥，自高贤也，自辩智也，自尊贵也，善骂詈，日夜不休。"按《难经·二十难》"重阳者狂，重阴者癫"之述加以区分。该病的病因病机学认识从内经时代"诸躁狂越、皆属于火"立论，经历张仲景"心虚而血气少，邪乘于阴则为癫，乘于阳则为狂"之说，继以金元时期《丹溪心法·癫狂》"大率多因痰结于心胸间"的创新，及至清代王清任"癫狂一症，乃气血凝滞脑气"的补充，业已得到了极大的完善。

对于情志类疾患的认识，陆氏针灸总由"心主神明"四字出发。根据苏肇家老师整理摘录的1950年针灸学研究社第二期针灸培训班讲义可发现，陆瘦燕强调心所主之"神"，是"人体"作为有机整体而产生的和谐有序的生理生命活动，远远超过狭义的"大脑的意识、感觉、认知、思维、情绪活动"这一系列情志活动范畴。心作为生命活动的主宰，统领着其他功能系统的协调运作。心失所主，则其支配下的各功能系统失和、失用，彼此之间失去连接，各系统有机整合难以维持，人体的形气就会出现损害，即《灵枢·口问》所谓"心动则五脏六腑皆摇"。由于各种疾病的产生常与心主失明相关联，所以精神活动异常也归属其中。陆瘦燕先生在临证中时常发现，情志疾病患者除了抱怨情志方面的异常改变以外，往往也伴有头痛、眩晕、肢体僵硬麻木、多痰、纳呆、二便异常等各系统看似杂乱无章、毫无联系的躯体化症状。总而言之，癫狂疾病位在心，主要与心主失明状态下肝、胆、脾、胃各部功能失和失用有关，致病因素可具体到气、火、痰、瘀四大类，且互为因果，多有兼杂，故癫病、狂病在病理性质上常可相互转化。

二、陆氏针灸治疗癫狂（精神分裂症）的特色

陆氏针灸学术流派认为，癫狂（精神分裂症）施治思路基本是围绕梳理受累脏腑功能与"心主"的病理关系，恢复心神的主宰地位而展开，"调和心神"是针对各类型神志病（无论阴阳属性）均须采用的治疗原则。值得注意的是，"调和心神"并不简单等同于"宁心安神"。毋庸置疑，调神之治自然涵盖宁心所藏之神并恢复自觉意识，从而统领思维、情绪反应和其他神志活动；但其更重要的临床意义在于重塑心所主之神对机体生命活动的主导驱动作用。

由于癫病、狂病病机存在差异，治疗要点上需各有侧重。

（一）治"狂"重在泻火

陆氏针灸指出，以狂言乱走、打人骂詈、不避亲疏等重阳之实证为主的狂病皆属实火，常由五志过用、虚阳鸱张，或木火同升、燔灼津液成痰，痰郁而火盛引起。虚阳、心火、肝火、痰火可谓环环相扣，各自在疾病进展的不同阶段占主导。故而治疗中需注重审查阴阳之盛衰，取神门、内关，择用行间、太冲、丰隆等穴直泻心火、肝火、痰火，意通于"苦寒直折"之法；配合巨阙、心俞俞募同用、补阴泻阳。如《陆瘦燕朱汝功针灸医案》上篇之案十八及下篇之案四十二，均采用神门调和心神，佐以功专清泻火热之邪的穴位，处方精炼明朗，施治中的，病家每每几诊便告痊愈。

（二）治"癫"需兼以调补气血

相较之下，以自我封闭、胆怯多疑、记忆力减退、认知及整体能力下降等重阴之证为主的癫病多因虚致病，治疗更重于攻补兼施。众所周知，神志活动是以正常的气血输布作为物质基础，当气血生化不足或是运行障碍时，脏腑无以润养，相应的脏腑功能异常即可引发神志疾病。陆氏针灸认为癫病常见于心气、心血不足之质；苏肇家老师曾在临证中总结到，心为神舍，失去气血的充养，则神不归舍，好比人都不愿意居住在破旧的屋舍；加之气血运行失常可引起痰、瘀、火等病理产物产生并与之相搏结，此时如同家徒四壁的情况下连遭盗贼侵扰。因此癫病症情复杂、痼疾难愈且易于反复。在调和心神的大前提之下尚需将调节整体气血贯穿于治疗的始终，如《陆瘦燕朱汝功针灸医案》上篇之案十七，处方中常见内关、中脘、合谷、太冲、心俞、脾俞联合，相应佐以擅于化瘀血、泻火热、降痰浊、解郁结之效穴，从而既从气血生化之源保证物质基础的供应，同时也能祛除气血输布环节中潜留的宿根。尤其对脾虚生痰、痰气郁结证型的癫病更是提倡在心俞、脾俞等背俞穴施用温针，取其温暖，借以帮助针力之不足。需要强调的是，由于不良的外界刺激或是情绪波动起伏往往会加重症状或是引起疾病复发，使得病情复杂化，因此医家需充分尊重患者，给予其康复的信心，促进患者自身主观能动性的发挥，以保障良好的预后。

由此可见，陆氏针灸流派对于癫狂疾（精神分裂症）的施治思路理论依据丰富，其取穴处方精简凝练、有的放矢，不用生僻穴，可操作性及重复性较强，有效避免临床运用文献常出现的"孤证不立"现象，具备强有力的临床指导意义。

三、典型案例

患者，女性，36岁，2017年11月3日初诊。由其母代诉，患者16年前因情感受挫、情绪压抑出现多疑、幻听，自觉灵魂与躯体分离（思维被夺），经言语刺激后可出现狂言乱走，于上海市精神卫生中心确诊为"精神分裂症"，住院治疗3个月后好转出院。后症情反复，以多疑、妄想、入睡困难为主，长期口服利培酮、奥氮平、阿立哌唑等药物，控制不佳。近日思维被夺症状加重，每日仅能入睡2~3小时，遂于上海中医药大学附属龙华医院陆瘦燕名老中医工作室苏肇家老师特需门诊求诊。刻诊：对自己病情无主动陈述，仅愿回答部分提问，神情惊恐，语气慌张。痰多色黄，胃纳差，小便尚调，大便2~3日一行，量少质硬。舌淡红苔薄黄，脉弦。系狂病之痰火扰心，治拟清心开窍，化痰解郁。

第一阶段。处方：神门（双侧）、内关（双侧）、支沟（双侧）、巨阙、心俞（双侧）、合谷（双侧）、太冲（双侧）、丰隆（双侧）。手法操作：提插捻转泻法。自开始针刺治疗，每周2次，患者可逐渐独自就诊。至2018年3月6日第32诊，诉痰多胸闷，睡眠时间逐渐延长至每日5~6小时，多疑妄想次数减少，但思维被夺现象时重时轻，记忆力及执行能力大不如前，常感倦怠疲乏，由于精神类药物方案调整缘故，月经已经半年未行。胃纳欠馨，二便尚调，舌淡苔白，脉沉弦。此阶段系癫病之痰气郁结，心脾两虚，治拟化痰解郁，调养心脾。

第二阶段。处方：神门（双侧）、内关（双侧）、膻中、心俞（双侧）、脾俞（双侧）、肝俞（双侧）、足三里（双侧）、三阴交（双侧）、丰隆（双侧）。手法操作：丰隆行提插捻转泻法，余穴平补平泻；心俞、脾俞、足三里及三阴交等穴配合温针。

2018年3月9日第33诊，诉月经已行。该阶段后期患者痰量减少，多疑妄想未再复作，思维被夺现象每月仅1~2次，月经按时，经专科医生同意，精神药物减至阿立哌唑最低维持量。截至2018年6月1日患者完成第50次针刺治疗，已可日常参与社区义工管理工作。

按语：该患者因情变而致五志过极，思虑过度，气机郁滞，变生火邪；炼液成痰，痰气互结而火盛。火扰心神，痰蒙清窍，故而发狂，正如《素问·阳明脉解》所云："阳盛则使人妄言骂詈，不避亲疏而不欲食，不欲食故妄走也。"由于痰火扰神的缘故，患者具备一定攻击性，苏肇家老师认为第一阶段治疗的当务之急是直降痰火，恢复心神的自主控制。上炎之火邪清降后，患者狂病相应症状得以控制，记忆力、执行力减退、疲乏等阴性症状渐显，即由狂向癫演变，这也符合癫狂错杂反复的客观规律，盖由病程已久，心脾俱虚、痰气郁结所致。因此苏肇家老师主张第二阶段多管齐下，化痰解郁、心脾同治、气血并调，以推陈出新、标本兼治。两阶段治疗思路虽各有侧重，其最终俱指向重塑心主神明，患者病情故而得以控制、稳定。

第九章 陆氏针灸治疗复视经验荟萃

复视是由于眼周肌肉的运动不协调所致视物双影,患者常伴有视物模糊、眩晕、恶心、呕吐等症状。先天性、外伤性、感染性、占位性等多种病因均可引起支配双眼运动的动眼、滑车、外展三对脑神经及其支配的眼肌出现功能障碍而致单眼或双眼复视,眼球位置正常或偏斜。复视并非一个独立症状,而为多种疾病的临床表现之一。

"陆氏针灸"是由陆瘦燕和朱汝功两位老先生共同创立,作为我国针灸学术界的一大流派,其具有较为完整的学术思想理论体系和独特的临床诊疗特色。苏肇家和谈月涓老师师从陆瘦燕先生,继承了陆瘦燕先生的学术思想和诊疗技术,在临床实践中秉承"陆氏针灸"治疗理念,以经络理论为指导,辨证论治为基础,运用针灸治疗复视,积累了较为丰富的临床经验。现选取几则医案予以分享,并将陆氏针灸治疗复视的临床经验进行总结。

一、病因病机

中医学将复视描述为"视一为二"的症状,称之为"视歧""妄视",在诸多历代中医医书中均有记载,如《灵枢·大惑论》云:"精散则视歧,视歧见二物。"《审视瑶函·卷五·妄见》记载"此症谓目视一物为二也"等。

陆氏针灸对于复视的病因病机分析紧扣《黄帝内经》宗旨,《灵枢·脏腑病形》曰:"十二经脉,三百六十五络,其血气皆上于面而走空窍,其精阳气上走于目而为之精。"复视的发生与五脏六腑、十二经脉、精津气血密切相关,视一

本文作者:尤晓欣,发表于《上海中医药杂志》2019 年第 53 卷第 3 期:18-20。

为二之病症属标，脏腑精血不足属本。

陆氏针灸认为复视的病因病机分为四类：①外邪阻络。卫外失固、风热火毒之邪乘虚而入，阻于经络，目络失养，或伴有风牵偏视，即眼球突然偏斜、转动受限而致。②气血亏虚。劳神过度，五脏之精气受邪所中致。③肝肾亏虚。素体阴虚，真阴暗耗，阴不敛阳，水不涵目，肝阳失制，亢而生风，风阳上扰目窍而致。④气滞血瘀。局部外伤，经络受损，气滞血瘀，气血运行不畅，目络失养而致。

复视的致病原因有虚有实，多而复杂，但究其根本仍是本虚标实之症。

二、辨证论治

辨证论治是中医整体治疗观念的基础，作为中医外治法的针灸治疗同样不能脱离辨证阶段，治疗复视时应结合四诊，全面、正确地分析证候，选取主穴配穴。

陆氏针灸治疗复视的选穴遵循"局部取穴以疏通局部经气""远端取穴以调节全身气血"和"选取相应背俞穴以调节脏腑功能"三大原则，又肝开窍于目，肝与胆相表里，故取足少阳胆经、足太阳膀胱经经穴为主，常用穴位：百会、太阳、头维、头临泣、瞳子髎、风池、天柱、合谷、支沟、养老、阳陵泉、光明、足临泣、肝俞、脾俞、肾俞。百会、风池、天柱祛风除邪、活血明目、调畅头面气血运行；太阳、头维、头临泣、瞳子髎等眼周诸穴疏通局部经气、明目开窍；远端以合谷、支沟、养老、阳陵泉、光明、足临泣，旨在"上病下取"，调节全身经气，目系筋经得以濡养；肝俞、脾俞、肾俞予以调和脏腑功能，平衡阴阳，五脏六腑之精气充足方可上贯于目，标本同治。配穴：侠溪、行间清肝利胆明目，太溪、三阴交滋阴潜阳，足三里补益气血。

陆氏针灸施治时十分注重针刺手法的运用，复视的施治过程中诸穴均以爪切法进针，得气后头面部穴位施以捻转补泻法，以祛除局部邪气、血气壅滞，阳陵泉、足三里、太溪、三阴交、侠溪、行间等四肢部位穴位施以提插补泻法，以加强调补虚寒或清泻实热之功。

三、验案举隅

（一）外展神经麻痹复视案

吕某，女性，45 岁，2017 年 8 月 28 日初诊。患者因"右眼复视伴口眼向左歪斜 3 个月余"就诊。患者于 2017 年 5 月初因脑膜瘤在外院行脑部微创手术，术后出现右眼闭合不全、复视，伴口角向左歪斜，诊断：①右侧外展神经麻痹；②右侧周围性面神经麻痹。经服中药、维生素 B_1、维生素 B_{12} 等治疗，效果不显。刻诊：右眼眼球向右转动受限、仅可左转或停止于正视位，伴复视、闭合不全；口唇向左歪斜，右侧额部及面部麻木；胃纳可，二便调，夜寐欠安；舌淡暗苔薄白，脉细涩。

诊断：复视（气滞血瘀）。治法：活血散瘀，养筋通络。处方：①患者仰卧位，针刺头维（右侧）、瞳子髎（右侧）、侠溪（双侧）、阳陵泉（双侧）、合谷（双侧），留针 20 分钟；②患者转体位为俯卧位，针刺风池（双侧）、天柱（双侧）、玉枕（双侧），留针 10 分钟。经 5 次治疗，患者右眼眼球已稍能向右转动，续治。

按语：该病因脑部手术所伤，经脉受损、气滞血瘀、目窍失养而致。取局部头维、瞳子髎活血化瘀；胆经之荥穴侠溪、合穴阳陵泉，养筋润目；风池、天柱、玉枕三穴为治疗眼疾之要穴。该患者初诊时右眼外展神经麻痹和右侧周围性面瘫并俱，治疗时当有所侧重。在遵得患者家属意见后，以治疗外展神经为主。八诊后逐步增加下关（右侧）、四白（右侧）、地仓（右侧）、内庭（双侧）、足三里（双侧），面瘫同治。

至第 13 次复诊时，患者右眼眼球已能转抵右侧目外处，左视、正视时复视已消失，右视时仍有，但双影视距明显减少，现正继续治疗中，以求痊愈。

（二）动眼神经麻痹案

郑某，男性，70 岁，2017 年 7 月 25 日初诊。患者因"右侧眼睑下垂、复视 3 个月余"就诊。2017 年 4 月患者无明显诱因下出现右侧眼睑下垂、复视，遂至复旦大学附属华山医院眼科就诊，诊断为动眼神经麻痹，予甲钴胺、维生素 B 族等营养神经治疗多时，症状依然。刻诊：右侧眼睑下垂、复视；偶有头晕，劳累后易腰酸；胃纳可，二便调，夜寐欠安；舌淡苔薄白，脉弦。既往有高血压病史。

诊断：复视（肝肾亏虚）。治法：调补肝肾。处方：①患者仰卧位，针刺百会、太阳（右侧）、睛明（右侧）、行间（双侧）、太溪（双侧）、阳陵泉（双侧）、支沟（双侧）、合谷（双侧），留针 20 分钟；②患者转体位为俯卧位，针刺肝俞（双侧）、肾俞（双侧），留针 10 分钟。隔 2 日复诊时，患者症情较前已有缓解，嘱坚持每周治疗 2 次。

按语：该患者高年之体，肾精不足，虚阳时动，风邪内阻于经脉，目失所养而致，故以调补肝肾兼疏经通络、降逆治之。取百会配行间、太溪育阴潜阳、熄风降逆；太阳、睛明疏通患部局部气血运行；阳陵泉配支沟调经理气；肝俞、肾俞调补肝肾。经10次治疗，患者右眼已能闭合、复视消失，针到病除。

（三）小脑梗死致复视案

旅某，女性，47岁，2016年1月19日初诊。患者因"双眼复视伴头晕目眩1个月余"就诊。2015年12月初，患者适时家中装修（油漆味重），当时感头痛不适，2天后出现头晕目眩，视物旋转，走路欲仆，继而出现双眼复视、眼震，去复旦大学附属中山医院神经内科就诊，经MRI检查，诊断：①小脑梗死；②右椎动脉畸形。经活血、消融、高压氧舱等治疗症状未明显减轻。刻诊：双眼复视，时感头晕目眩，行走不稳；胃纳不佳，二便尚调，夜寐不安；舌暗苔薄黄腻，脉细弦。

诊断：复视（瘀毒内阻，风阳上扰）。治法：潜阴熄风，活血散瘀。处方：①患者仰卧位，针刺太阳（双侧）、百会、支正（双侧）、飞扬（双侧）、合谷（双侧）、丰隆（双侧）、足三里（双侧）、太溪（双侧），留针20分钟；②患者转体位为俯卧位，针刺风池（双侧）、天柱（双侧）、肝俞（双侧）、肾俞（双侧），留针10分钟。每周治疗2次，经2个月治疗目眩复视已愈，4个月后生活工作如常。

按语：头为诸阳之会，凡五脏精髓之血，六腑诸阳之气，皆上注于头。该患者形体消瘦，时有头晕，本属肝木之体，肝阴常不足，肝阳则偏盛，又因漆毒所伤，头部气血逆乱，风阳内煽，阻于经脉而致。

取百会、风池、天柱、风池、太溪滋阴潜阳、行气熄风，清利头目；太阳、合谷疏通气血运行；丰隆、足三里健脾化痰；支正、飞扬治疗头晕目眩之要穴；肝俞、肾俞调补肝肾。针刺诸穴使得患部及周身经气皆运行顺畅，可助五脏六腑之精气上于目，气血充盈，阴阳调和，双眼视物功能即可恢复如常。

（四）眼疲劳案

梁某，男性，40岁，2013年11月22日初诊。患者因"双眼复视伴头痛1周"就诊。患者因连日工作劳累，睡眠不足，突发头痛连连，继而出现复视，神疲乏力，经神经科、眼科相关治疗未果。刻诊：双眼复视，伴头痛、偶有头晕；神疲乏力，胃纳不佳，二便调，夜寐不安；舌淡苔薄白，脉沉弦。

诊断：复视（气血亏虚）。治法：调补气血，养肝明目。处方：①患者仰卧位，针刺太阳（双侧）、中渚（双侧）、合谷（双侧）、曲泉（双侧）、足三里

（双侧）、足临泣（双侧），留针 20 分钟；②患者转体位为俯卧位，针刺风池（双侧）、天柱（双侧）、肝俞（双侧）、脾俞（双侧）、肾俞（双侧），留针 10 分钟。经 4 次治疗，患者复视消除而愈。

按语：《素问·五脏生成》载"肝受血而能视"。本案因患者劳累太过，气血俱虚，目系经脉失荣所致。取风池、太阳临近取穴活血明目，配合中渚、合谷远端取穴理气通络；曲泉、足临泣疏肝利胆明目；足三里健脾益气生血；天柱、肝俞、脾俞、肾俞调补三脏之气血。肝主藏血，其经上连目系，肾主藏精，精血同源，脾主统血，为后天气血生化之源，因而养肝、补肾、健脾为治疗本证之要点。嘱患者多注意休养，护身治之。

（五）眼外伤案

许某，男性，74 岁，2013 年 3 月 5 日初诊。患者因"双眼复视 1 个月余"就诊。患者侨居美国，2013 年 2 月初自行驾车时急刹车不当致眼部外伤，出现双眼复视，当地医院就诊，诊断为"双眼晶状体韧带松脱"，嘱其静卧休息，1 个月余未见改善，逐回沪求治。刻诊：双眼复视，垂直双影；偶有头痛；胃纳一般，二便调，夜寐尚安；舌暗苔薄白，脉弦。

诊断：复视（气血瘀阻）。治法：行气活血，疏经养络。处方：①患者仰卧位，针刺太阳（双侧）、养老（双侧）、光明（双侧）、头足临泣（双侧），留针 20 分钟；②患者转体位为俯卧位，针刺风池（双侧）、天柱（双侧），留针 10 分钟。

经 8 次治疗，患者复视消失，愉快返美。

按语：该病者为外伤后，眼络受损，气血瘀阻而致。取局部太阳、头临泣疏经通络、行气活血；风池、光明、足临泣疏利肝胆两经经气；天柱、养老为临床治疗眼疾之要穴。外伤所致复视，应以活血化瘀、疏经养络治之，而《医学真传·气血》有云："气为血之帅，血为气之母。"因而气行则血行，治血先治气，疏通局部与整体经络之气机是活血祛瘀的前提与基础。

四、结语

复视的常规治疗目前以针对病因治疗为主，一般先以药物治疗原发病，配合营养神经、扩张血管药物，也可在治疗期间运用辅助方法暂时纠正复视情况，如复视程度大、成分复杂的单眼复视，可使用眼罩遮盖单眼或用半透明胶带雾视单眼，以单眼视物；对病情稳定、无进展、复视程度较小的患者可尝试佩戴棱镜片或角膜接触镜消除复视，若保守治疗无效则可选择手术治疗。复视的治疗周期较长，临床疗效也不甚理想，而近年来有较多文献报道认为针灸治疗复视具有一定疗效，且具有费用低廉及无毒副作用等特点，受到复视患者认可。

针刺的主要作用是调气，即通过调整经络之原气，从而使体内阴阳达到平衡，机体功能恢复正常。复视病位在目，内外因均可致病而发，与肝、脾、肾三脏密切相关，故应审证求因，标本兼治。陆氏针灸治疗复视过程中除强调辨证论治外，十分重视局部经气的疏通和周身气血的调畅，理气调经法贯穿治疗始末，而针刺三脏之背俞穴则可充盈内在精血，针刺处方也根据患者每次就诊病情变化有常有变。患部邪气得以祛除，目系筋经得以濡养，视物功能方可恢复。

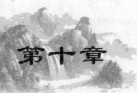

第十章 高龄孕妇孕晚期急性 腰扭伤的针灸治疗
——陆氏针灸传人经验穴应用体会

本文提及的案例在治疗操作中,得到陆氏针灸传人苏肇家老师的点拨，也参考了陆氏针灸传人谈月涓老师的既往医案经验。

一、病例报道

张某，女，38 岁。

就诊日期：2014 年 3 月 8 日，孕 32 周，孕期平稳无殊。因当日如厕蹲起动作不慎致急性腰痛。来诊时腰部痛甚，不能自主行走，不能俯仰转侧，强迫僵直体位，完全靠两个成年人搀扶就诊。

查患者腰骶疼痛，痛不可触，且强迫体位，痛苦貌，无法配合下肢活动的体格检查。自述孕前即有腰痛史。舌淡苔薄白腻，脉弦紧。

嘱家属保持搀扶直立状态，患者双上肢向前平伸，于养老（双侧）行毫针针刺，直刺约 0.5 寸，平补平泻轻刺激。

约 2 分钟后患者双足可耐受轻微支撑站立，5 分钟后脱离外力支撑可自主站立，8 分钟后可缓慢自主跛行，10 分钟后步态趋向自然，12 分钟后腰部疼痛多有缓解，可轻微俯仰转侧，15 分钟后自觉症情缓解如常。拔针，结束就诊。

本文作者：张琰。

二、思路分析

急性腰扭伤是针灸科疗效较好的常见病。中医一般对于该病的认识都是在特殊条件下导致的气机逆乱，局部气机不畅导致的疼痛。西医则多认为是动作不慎或其他诱发因素，导致的急性腰椎小关节错乱和相关肌肉群扭挫伤的变化。急性腰扭伤常导致腰骶部肌肉和 $L_5 \sim S_1$ 后关节同时损伤。搬运重物、突然性体位改变、退变和解剖生理变异是常见的发病原因，多见于青壮年体力劳动者、体育运动者、出租司机和素有腰痛的患者等，临床表现为竖脊肌或腰背筋膜起止点处撕裂和腰椎后关节紊乱。

在一般的针灸科治疗中，对于此类疾病多以肢体远端取穴，取其理气通络等功效，再以局部取穴疏通局部经气、进而镇痛为主要治疗思路。常用取穴：远端有腰痛点、合谷、后溪、支沟、太冲、委中等，局部有肾俞、大肠俞、秩边、阿是穴，甚则配以局部刺络拔罐等操作手法。一般疗效都比较好。

该患者的治疗过程没有非常特别或者玄妙之处，但患者妊娠的特殊性使得医者在接诊过程中禁忌很多。

患者孕晚期，32 周，如果有不良刺激有可能诱发早产，而笔者看诊的医院不具备产科及其急救能力。但患者当时的就诊情况，确实在"妇产科""伤骨科"或者"推拿科"都无法接诊，最后再无去处，才被导诊到针灸科。面对患者严重的疼痛，身为医生也很难拒绝患者的求治诉求。

因此，只能在了解常规治疗，并且熟悉所有禁忌情况的基础上，酌情筛选可能有效，但又不至于伤及孕产的治疗手段。

首先，合谷、太冲，或者合谷透后溪的选穴不能用。合谷在目前可见针灸学相关书籍中，几乎都记录了"孕妇禁针"；在谈月涓老师的医案分享中，曾经提及"太冲穴小剂量催产素穴位注射成功助产"的经验，加之太冲有"促进子宫收缩"的作用，不能选用；后溪虽然同属手太阳小肠经，但后溪针感较重，笔者确实会担心较强的针感对孕妇产生不良刺激，因而，虽然后溪无孕妇禁针，但笔者最终仍然弃用。

其次，腰骶部选穴不能用。首先患者就诊时的疼痛剧烈程度，使其在主观配合上无法接受，而且其妊娠状态在体位上就无法配合，另外，患者孕晚期，腰骶部本已是非产科医生的禁忌。

再次，以患者就诊时的情绪状态，可能加剧情绪紧张的任何操作都被笔者认为不适合选用。因此，诸如各种强刺激手法，或者刺络拔罐这样对多数人而言比较陌生的操作手法也都不适宜。

最后，笔者选择了"养老"，并且在这个简单选穴的基础上，再配以轻微的"运动针法"。虽然在针灸学教材中记录养老有"急性腰扭伤"的主治病症，但笔者从未使用过。在经历过本案后笔者查阅文献，发现确实有很多报道，但如该患者妊娠期的特殊性却不曾有文字记录。

在陆瘦燕名老中医工作室的学习中，陆瘦燕嫡传弟子苏肇家老师曾经提及该穴在腰痛中的有效性，推荐尝试应用。考虑养老针感较合谷、后溪均温和，施术部位也比较方便，故而笔者决定试用，却不想其效甚佳。

三、总结

养老在前臂背面尺侧，当尺骨小头近端桡侧凹陷中。有清头明目、舒筋活络的功用。养老系手太阳小肠经上的穴位之一。手太阳小肠经于督脉会聚于颈部，督脉又循于腰部，督为诸阳之会，阳气旺盛，气为血之帅，血为气之母，气行则血行，气滞则血瘀，经脉气血通畅，腰痛自然随之解除。并且养老在五输穴是郄穴，是专门处理急性疼痛的穴位。在陆瘦燕、朱汝功合著的《针灸腧穴图谱》中讲到养老有"周身调节作用"。

综上，我们大致可以理解养老在急性腰扭伤治疗中的有效原因，也希望本文可以作为一个个案分享，让更多的从业者注意到养老在腰痛治疗应用中的奇效，并且，作为腰椎负荷较大的妊娠人群，本案的治疗经历也可以作为范本为更多的类似患者提供解决途径。

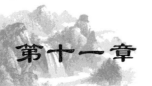

第十一章　陆氏针灸特色浅析

2014 年 9 月，我有幸成为海派中医流派陆氏针灸传承研究基地的第二批传承弟子，开始跟随陆瘦燕名老中医工作室传承导师苏肇家学习。"陆氏针灸"流派是由陆瘦燕和朱汝功两位老先生共同创立的。陆氏针灸流派的学术思想和诊疗特色包含：全面切诊，整体治疗，注重肾气和胃气对人体的影响；运用经络理论指导临床；权衡缓急，处方配穴有常有变；重视爪切及针刺行气、补泻手法；针法与灸法并重，针药并用；提倡温针、伏针、伏灸等。陆氏针灸的理论内涵丰富而精深，如何正确地理解掌握？如何学以致用，运用于临床，取得更好的疗效？这是一个需要不断努力学习、探索、研究的过程。跟随苏肇家老师的时间并不长，先记录下跟师的点滴心得，便于日后更好地继承老先生们的学术思想及临床诊疗技术。

一、以经络学说指导针灸治疗

经络内连脏腑、外通肢节、表里合一，具有同行营卫气血和沟通内外表里的生理作用，与内脏、五官九窍、四肢存在相应的病理关系，伴随着经气的厥逆和终绝，机体也会出现不同的病态。针灸治病是通过作用于一个个腧穴上而起到疗效，腧穴是位于经络上气血输注出入的站点，因而针灸的治疗与经络有着密不可分的关系，很多疾病现象及治疗作用可以通过经络学说解释。

陆瘦燕名老中医工作室门诊就诊患者大多都有明确的西医诊断，小部分则是西医也无法解释的病症。苏肇家老师接诊时首先会从西医角度详细分析病因病理及诊断依据，随后施治前又全面地以中医理论阐述病因病机，以经络学说为指导

本文作者：尤晓欣。

确定针灸治疗原则及处方。例如，一老年男性患者因肾结石行碎石手术后损伤了输尿管导致长期肾积水、排尿不畅及尿中白细胞增多，苏肇家老师分析该病除涉及肾经、膀胱经外，还应与三焦经、脾经及任脉相关，因下焦包括肾、大肠、小肠和膀胱，而脾主运化水湿，任脉则经行腹里，"经络所过，主治所及"，少腹部的腧穴可主治生殖、泌尿疾患，通过调畅三经气机加强行气利水之功，故取肾俞、膀胱俞、中极、石门、三阴交、阴陵泉、阳池及外关诸穴。另有一中年女性患者因盆腔手术后引发会阴部疼痛数年，无明显器质性病变，考虑其因术后气血两虚，邪入经脉而致经脉气机闭阻不畅，故选取膀胱经、督脉及任脉三经穴位进行针刺治疗，"不通则痛，通则不痛"，疏通经脉气血运行后疼痛随之缓解。针灸治疗疾病实则通过调整经络原气从而使气血恢复正常运行、脏腑恢复正常功能。

二、注重针灸辨证论治

辨证论治是中医整体治疗观念的基础，作为中医外治法的针灸治疗同样不能脱离辨证阶段。治病必先诊断，针灸治疗也是先运用望、闻、问、切四诊了解患者的病因、病机、病性、病位，才能准确无误地选取治则治法，主穴配穴的组方应用，宜针还是宜灸，应补还是应泻，才能提高针灸的临床疗效，而非只是"头痛医头，脚痛医脚"。苏肇家老师接诊患者时，无论是首诊还是复诊患者，进入诊室后望神、望形、望色必不可少，详细询问病情的改善或变化，舌诊、脉诊缺一不可，最后撰写处方用穴，故而每位患者每次针灸处方有常有变，疗效显著。例如，患者王某，男性，18岁，反复胸闷十余年，偶伴有气促，经常在季节变化、劳累或受凉时反复发作，外院诊断为"支气管哮喘"，伴腰酸，胃纳不佳，二便调，夜寐欠安，体形消瘦，舌体稍胖，舌淡苔薄白，脉濡。苏肇家老师诊断为哮病，辨为肺肾两虚、气机不畅，治拟补肾降肃，调补气机，取尺泽、太渊、内关、足三里、复溜、脾俞、肾俞、膏肓，其中脾俞、肾俞、膏肓加行温针；二诊时胸闷缓解，浅呼吸时呼吸欠畅，腰酸隐作，胃纳一般，夜尿每晚2~3次，夜寐欠佳，舌体稍胖舌淡苔薄白，脉浮数，故加取气海、膻中两穴调畅气机，再予隔姜灸肾俞加强温补先天之本；治疗5次后症情基本缓解。

三、处方配穴灵活运用

针灸处方配穴也有一定的组成规律，一般包括处方法和配穴法。处方法包括局部取穴、邻近取穴及循经取穴法；配穴法包括俞募相配、表里相配、纳支配穴、刚柔相配、五输穴配用、八脉交会穴相配、对症配穴法等。苏肇家老师在临床上施治时除了遵循针灸处方配穴法则，继承陆氏针灸诊疗特色，同时也总结了多年的临床经验。例如，腰腿痛取肾俞、关元俞、大肠俞、委中，配居髎、环跳、承筋、承山、昆仑；颈椎病取风池、肩中俞、肩外俞、肩井；慢性阻塞性肺疾病若以"痰浊内阻"为主，可在行常规针刺后快刺中府、天突，膏肓隔姜灸调理肺气、补益虚损；急性腰扭伤选养老，急性颈项痛选悬钟留针配合主被动运动等。有些病症可根据"上病下取，左病右取"原则，寻找对应点进行治疗，如肩周炎局部取穴外，再配合谷、外关、养老、地机；胸胁痛取同侧合谷、对侧太冲；反流性食管炎则重刺阳陵泉；坐骨神经痛可寻取对侧相应部位的压痛点进行针刺等。老年性阴道炎多因"湿热下注"为主，故取归来、足三里、阴陵泉、复溜、三阴交、阳池、外关、肾俞、次髎诸穴清热利湿。呼吸睡眠暂停综合征多因"痰湿上扰"，故取阳陵泉、丰隆、中脘、足三里、太渊、尺泽、脾俞、肾俞、肺俞、膏肓诸穴健脾化痰、补肺益肾，标本兼顾。苏肇家老师对急性病症多追求即刻效果，而对于慢性病症则更多注重标本兼治，祛邪疏经的同时也不忘整体调理机体。

四、注重心理干预结合针灸治疗

临床诊疗过程中，对患者心理状态的了解及调整也是苏肇家老师关注的重点之一。临床上发现部分患者表现的症状轻重程度和体格检查、各项检查结果有所不符，前者明显重于后者，特别是一些慢性病的老年患者，或是与冲任失调相关、因情志因素引发疾病的女性患者，问诊时可明显察觉此类患者或焦虑或不安或抑郁的情绪问题，通过交流能发现这些加重病情或影响治疗疗效的负面因素，或是因患者不堪长期承受病痛的折磨，或是因患者对于疾病本身的错误了解，或是由于患者对于疾病过分的关注，或是来自家庭关系的不和谐，或是来自人际关系的不协调，这就需要我们医者在治病过程中——解释，慢慢疏导，多多聆听，缓解甚至消除患者的不良情绪，使其恢复正常的心理状态，这样才能达到更好的治疗效果。

在跟随苏肇家老师学习的一整年中，我通过跟诊、交流、探讨、实践等各种学习形式，不仅仅对陆氏针灸流派的学术思想有了进一步的理解，对其临床诊疗特色有了一定的熟悉与掌握，也学习到了苏肇家老师的医德医风、医患沟通技巧，对于自身提高临床医疗技术，形成良好的价值观、人生观，建立互信互爱的和谐医患关系提供了颇多的帮助及感悟。跟师的行程还在继续，我距离成为一名合格的陆氏针灸传承者还有漫长的路要走，希望能在边学习边整理边吸收的过程中，收获更多。

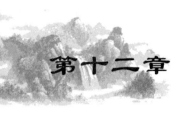

第十二章　谈谈对刺法应用的点滴体会

在临床中，针刺的刺法对治疗疾病的疗效明显相关，对治疗顽疾尤为重要。在《灵枢·官针》说："凡刺有九，以应九变。"指不同性质的病变应运用不同的刺法，刺法有输刺、远道刺、经刺、络刺、分刺、大泻刺、毛刺、巨刺、焠刺等许多刺法。最近遇见一患者以分刺、毛刺、远道刺、巨刺之法治愈一例面瘫后遗症，病例如下。

患者马某，女性，81 岁，于春天感冒后突然口角左歪，右眼睑闭合不全，闭目露睛，讲话口齿不清，味觉减退，右侧乳突压痛并拒按，在上海中医药大学附属龙华医院住院治疗，高血压病史 30 年之久，二次入院治疗检查，排除了中枢性病变，明确诊断为周围性面瘫，然后采用针刺加电针治疗近 20 余次后，右侧眼睑能闭合，口角㖞斜基本恢复，乳突压痛消失，基本康复而出院。之后，在 2 周后，患者自觉右眼睑沉重感，好似浆糊粘牢状，睁不开眼睛，在生活中很难过，很不舒服，吃饭时看不见东西，必须用手掰开才能见物，并时时右眼睑瞤动现象，其再次就诊后约定肌电图测定，她拒之，因是朋友之情，我接受她再次来诊以作观察，刻诊：右眼睑变小，抬动无力，微微瞤动，右口角略有㖞斜，周围眼肌略有萎缩状，患者自述年纪大了不要好看，顺其自然吧！但作为医者，对其必有呵护之心，选择对她进行治疗。我认为在以往的治疗中，在针刺方法的选择上有些偏差，而造成两侧经络的气血产生了新的不平衡，出现"倒错"现象。故若要纠正这一"倒错"现象，必须寻找一种合适的刺法来协调两侧经络气血的平衡，来修复眼睑肌肉神经活动。故在治疗方案中采用了《黄帝内经》刺法九刺中的分刺。"分刺者，刺分肉之间也"，又采用九刺中的毛刺。"毛刺者，刺

本文作者：黄儒德。

扶痹皮肤也"。采用轻可去实的针刺方法来调整经络气血的再平衡。在用此两种刺法时,必须全神贯注,正如《标幽赋》中所说"目无外视,手如握虎;心无内慕,如待贵人",仔细小心在右眼睑周围的攒竹、鱼腰、丝竹空、四白、阳白、瞳子髎等穴针刺,以得气为度,出针按穴。又采用九刺中巨刺在相应的对侧选穴留针 20 分钟,又取双侧足三里远道取穴,以加强通调阳明经的经气,配合双侧合谷。治疗后,患者逐步康复,治疗 5 次左右,眼睑已能开合自如,眼睑变大,抬眉动作恢复。患者十分满意。

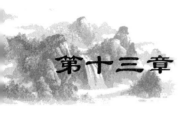

第十三章　苏肇家教授从"神舍心"调治失眠的经验浅析

　　失眠,亦称不寐,是以经常不能获得正常睡眠为特征的一类病证。主要表现为睡眠时间与深度的不足,轻者入睡困难,或寐而易醒,或醒后不能再眠,重则彻夜不眠,常影响人们正常的生活、工作、学习和健康。现代生活与工作的快节奏,增大了身心压力,使身体和心理长期处于紧张、疲劳的状态,容易造成心身疾病,而失眠正是其中具有代表性的常见症状。

　　苏肇家老师从事针灸临床和教学工作近一甲子,学验俱丰。在临床实践中,苏肇家老师凭借其深厚的中医学功底和丰富的学识,在陆氏针灸的传承脉络上援物比类,司外揣内,对针灸治疗失眠有独到的见解。

一、陆氏针灸治失眠辨证选穴

　　陆瘦燕先生认为该病总由阳不交阴、神不守舍所致,病因不离外邪、里病二端:外邪所致者,当速祛其邪;里病不寐者,当峻泻其火,取然谷、行间、支沟等火性穴位,紧提八八者阴之数,后安其神,取神门、内关,先紧提六六少阴之数,后紧按行三九少阳之数;忧虑愤郁,心脾不足,当养血安神,补膈俞、脾俞、三阴交、足三里、神门、大陵;精不凝神者,当壮水之主,引火归源,补太溪、复溜、志室施提插补法,佐以安神同前法;肝血无藏,当补肝血,用肝俞、曲泉、三阴交、膈俞;胆热心烦,当清少阳郁热,泻阳陵泉、胆俞;补厥阴大陵、肝俞;因惊而致者镇惊,可泻阴郄、神门、心俞;因怒而致者宜疏肝,泻行间、太冲;饮食停滞者,宜和胃导滞为先,可补足三里、神门,泻

本文作者:庄裴华。

天枢、大横；病后、新产、虚烦不得眠者宜补益气血，灸足三里、关元、气海、膻中。

二、苏肇家经验及发挥

苏肇家老师喻"心为神舍"，如人住屋，心藏神，为阳气之宅也，卫主气，司阳气之化也。凡卫气入阴则静，静则寐，正以阳有所归，故神安而寐也。

《杂病广要·不寐》曰："古人以阳养阳，阳不耗散；以阴炼阳，阳不损弱。如一年内，春夏养阳，秋冬养阴，是借阴养阳，以阳消阴也。心为事扰则神动，神动则不静，是以不寐也。故欲求寐者，当养阴中之阳，及夫静中之动，则得之矣。"

《景岳全书·不寐》曰："不寐证虽病有不一，然惟知邪正二字，则尽之矣。盖寐本乎阴，神其主也，神安则寐，神不安则不寐，其所以不安者，一由邪气之扰，一由营气之不足耳。有邪者多实证，无邪者皆虚证。"苏肇家老师认为，睡眠是由心神主管，营卫阴阳的正常运作是保证心神调节人体正常睡眠的基础。卫气太过，营卫失去平衡，卫阳不敛于营阴，致使阳盛于外，阳不入阴，故不寐。

《程杏轩医案·又少君水火失济之证》有云："心为神舍，心虚则夜卧欠逸。"《血证论·卧寐》云："寐者，神返舍，息归根之谓也。"无邪而不寐者，必营气之不足也。营主血，血虚则无以养心，心虚则神不守舍。苏肇家老师善用背俞穴协调脏腑以养心安神的方法来修舍纳神，常以心俞、脾俞、肝俞、肾俞为主穴，辨证施治。如心脾两虚型用心俞、脾俞；肝郁化火型选心俞、肝俞；心肾不交型择心俞、肾俞。经苏肇家老师多年的临床观察，针灸治疗失眠配合选用背俞穴，往往能够达到事半功倍的疗效。

《灵枢·本神》曰："随神往来者谓之魂。"血虚可导致神魂无舍而见失眠，《灵枢·营卫生会》对血虚型失眠的机理有明确记载："老人之不夜瞑者……少壮之人不昼瞑者，何气使然……壮者之气血盛，其肌肉滑，气道通，营卫之行，不失其常，故昼精而夜瞑。老者之气血衰，其肌肉枯，气道涩，五脏之气相搏，其营气衰少而卫气内伐，故昼不精夜不瞑。"苏肇家老师认为，失眠的病位虽在心，但与肝、脾、胃、肾各个脏腑的正常功能活动相关。《景岳全书·不寐》释为："劳倦思虑太过者，必致血液耗亡，神魂无主，所以不眠。"因思虑太过，导致气滞和气结，脾胃的升降功能受到阻遏，进而气血充养失衡，从而导致本证。

三、验案举例

肖某，女性，61 岁，退休文员，2017 年 5 月 19 日因"失眠、大便难"求诊于上海中医药大学附属龙华医院陆氏针灸名老中医工作室。初诊时兼诉腰痛（腰突症）、右下肢胫骨骨折后遗疼痛。患者形体消瘦、面色欠华、焦虑烦躁，失眠、大便难多时。甚则彻夜不眠，大便数日一行，常依赖开塞露始行。患者年逾花甲，气血本弱，肌枯肉萎，营卫失司，更因气恼心烦和疼痛应激效应，情绪更见焦躁，情志拂郁，肝失条达。郁结心胸，上扰心神，故而不寐。《景岳全书》有云："心有事亦不寐者，以心气之被伐也。盖心藏神，为阳气之宅也，卫主气，司阳气之化也。凡卫气入阴则静，静则寐，正以阳有所归，故神安而寐也……又心为事扰则神动，神动则不静，是以不寐也。故欲求寐者，当养阴中之阳及去静中之动，则得之矣。"苏肇家老师取穴：①俯卧位，补肾俞，温关元，刺阳关、秩边、下髎、委中，泻太冲，刺太溪，以舒经通络、滋肾阴清虚热；②仰卧位，刺神门、养老，调巨虚、足三里，泻天枢，温中脘、关元，以改善脾胃功能，培元固本，补益气血，养心安神。5 月 26 日复诊：寐欠改善，但仍多梦不安，大便好，续遵前方治疗，选穴略有加减，至 8 月 4 日十余诊，患者夜寐已安，大便畅，关节疼痛大减，情绪稳，失眠基本告愈。

四、讨论

失眠的病机可以从营卫失和、阳不入阴，脏腑失和、心神失养，情志不遂、气机紊乱等方面来考虑。《灵枢·邪客》曰："心者，五脏六腑之大主也，精神之所舍也。"其中，"舍"有居住屋所的之意。在古代哲学和医学中，常形象地把心比作神的居所。《素问·灵兰秘典论》曰："心者，君主之官，神明出焉。"张介宾在《类经·藏象类》中解释道："心为一身之君主，禀虚灵而含造化，具一理以应万机，脏腑百骸，惟所是命，聪明智慧，莫不由之，故曰神明出焉。"由此可认为，心与神关系密切：心是神的物质基础，神是心的功能表现，即"心神合一"。苏肇家老师认为，人之睡眠，由心神主掌，而营卫阴阳的正常运作是保证心神的物质基础，在安"舍"的基础上方可进一步安神，达到"阴平阳秘，精神乃治"。

五、结语

苏肇家老师援物比类，认为人居天地，如神舍心。《灵枢·岁露论》曰："人与天地相参。"《素问·宝命全形论》曰："夫人生于地，悬命于天，天地合气，命之曰人""人以天地之气生，四时之法成"。顾天地泰则人安，心舍宁则神静。从"神舍心"角度思考和调治失眠，或许是一个不错的切入点。

第十四章　陆氏针灸视神经脊髓炎谱系疾病治验

　　视神经脊髓炎是一种免疫介导的中枢神经系统炎性脱髓鞘病变,主要以视神经及脊髓受累显著,以女性患者多见,多在青壮年起病。随着深入研究发现,丘脑、下丘脑、第三脑室及第四脑室周围、延髓极后区等水通道蛋白4(AQP4)高表达区域均有特异性病变,至此,视神经脊髓炎谱系疾病的概念得以扩展。除典型视神经炎及脊髓炎症状外,不能以其他原因解释的顽固性呃逆、恶心、呕吐可作为视神经脊髓炎谱系疾病首发症状,还可出现共济失调、意识障碍、语言功能障碍、觉醒障碍等症候群,目前以序贯治疗、对症治疗和康复治疗为主,病患群体常遗留不同程度后遗症,且复发率较高。

　　祖国传统医学常根据临床不同时期症状特征,将该病归属于"痿证""昏渺""视瞻"一属。一般认为,该病多属肝肾亏虚、精血不足,目失荣养则出现视物昏渺,四肢筋脉关节失于濡润而出现麻木、弛缓或瘫痪。针灸治疗多从主要症状着眼,如针对四肢痿软辨属气血亏虚证者,多在"治痿独取阳明"原则的指导下,取阳明经穴或刺或灸,意在调和气血;针对视物不明辨属肝肾亏虚者,多以"醒脑开窍、补益肝肾"为旨,取督脉及膀胱经背俞穴通督益髓、调节脏腑阴阳。亦有提倡针药结合、针灸结合康复训练等综合治疗手段,治疗思路多不外乎补益气血、肝肾同治、益精填髓等。

　　《奇经八脉考》言:"带脉者,起于季胁足厥阴之章门穴,同足少阳循带脉穴,围身一周,如束带然。"带脉起于第11肋下章门,横于腰际,对纵行诸经起约束作用,并与肝、脾、肾、胆诸脏腑关联。陆氏主要学术思想首推"研究阐发经络、腧穴理论,并以此为辨证论治的主体",认为经络分布周身,为气血运行

本文作者:李甜。

通道，内属脏腑、外络肢节，仔细审视体表经脉循行部位的异常表现，对通晓病体上下内外可谓是最为直观的证据。正是在该总纲指导下，我们得以在临床工作中发现带脉受损、诸经失约而继发脏腑功能失调，引起肢体废用、视物昏纱等症候群的典型经脉病病例。本文将结合陆瘦燕先生入室弟子苏肇家老师验案一则，对陆氏针灸治疗视神经脊髓炎谱系疾病的思路特点进行梳理。

患者，男，64岁，2019年4月16日就诊诉四肢僵硬乏力、行走障碍7个月余。现病史：2018年10月8日出现顽固性呃逆、胃部挛痛伴呕吐，胃镜检查未见明显异常。随后出现颈肩部疱疹伴右眼视力下降、四肢麻木及尿潴留，考虑带状疱疹伴前列腺炎尿潴留，头颅MRI检查示轻度脑白质脱髓鞘改变。2019年1月22日患者因四肢麻木及视力下降再度住院，右眼裸眼视力0.08，MRI检查提示$C_2 \sim C_4$、$T_5 \sim T_{10}$水平内多发节段性长条异常信号、延髓背侧及左额叶异常信号；抗AQP4抗体阳性，右眼视觉传导通路异常，确诊为视神经脊髓炎。经治后右眼视力恢复至0.6，遗留胸部束带感、背部抽痛及肢端僵硬麻木等症。为进一步治疗，转院至复旦大学附属华山医院神经内科，但症情控制不佳，遂于上海中医药大学附属龙华医院陆瘦燕名老中医工作室苏肇家老师处就诊。刻诊：四肢僵硬麻木，下肢乏力，行走需搀扶；双眼视物模糊；脘腹胀满时作；胃纳欠馨，大便量少，小便尚可，夜寐质量极差。体格检查：神清语利，右眼视力下降，余颅神经（-）；左侧胸背部可见10cm左右瘢痕延及第11肋下，四肢肌力3级，肌张力可；生理反射对称，病理征未引出；T_4感觉平面感觉减退，余（-）；舌暗苔薄白，脉弦。西医诊断：视神经脊髓炎；中医诊断：痿病；辨证：带脉受损，气滞血虚。治则：通调带脉，行气活血，舒筋通络。针刺治疗以足少阳经、足太阳经、手足阳明经腧穴为主，分为腹、背两组：①腹组右侧取头临泣、头维，双侧取章门、期门、带脉、太冲、合谷、支沟、阳陵泉、中脘、曲池、手三里、足三里；②背组除百会外，双侧取天柱、风池、肾俞、肝俞、脾俞、胃俞、承山，每次治疗先腹后背，每组留针20分钟。局部皮肤常规消毒后，取一次性无菌针灸针，百会、头临泣、期门平刺，进针深度约18mm；风池、天柱朝向鼻尖方向斜刺，背俞穴朝向脊柱方向斜刺，进针深度均约25mm；余穴常规直刺，进针深度约30mm。进针后稍加捻转，以患者得气为宜。其中，足三里及阳陵泉接通电针仪，采用2Hz连续波；每周2次治疗。嘱托患者维持复旦大学附属华山医院神经内科用药方案，注意保持情绪舒畅，避免过度劳累。经5次治疗后（2019年4月30日）患者自觉四肢僵硬较前减轻，可自行走动无需辅具。因服用卡马西平出现严重药疹而干扰睡眠，遂自行停用。六诊（2019年5月3日）诉肢端颤抖频发，神经内科医嘱替用奥卡西平600mg，每日2次，并逐渐减量。为排除换药干扰，针刺治疗尚维持原方案。九诊（2019 年 5 月 14 日）诉诸症改善，唯颤抖无明显缓解，遂于原配穴中加入悬钟（双侧）。十二诊（2019 年 5 月 24 日）诉奥卡西平已减至最小剂量维持。十四诊（2019 年 6 月 11 日）诉因端午节返乡，针刺停治 4 次后肢颤复作，奥卡西平恢复初始剂量。效不更方，至本文截稿时已完成 25 次针刺治疗，患者自评四肢乏力、行走障碍、消化系统症状完全解除；视物清晰程度及色彩分辨能力基本正常；背部抽痛症状明显缓解，夜间可安然入睡，生活质量较前提高 75%，此外尚遗留左手轻微麻木感及胸部束带感。目前强阿片类药、骨骼肌松弛药、镇静剂已停用，仅以泼尼松及小剂量奥卡西平维持，未见症情反复趋势。

该患者属非典型患病群体，以极后区综合征作为单一首发症状，视神经炎及脊髓炎相关症状出现较晚，加之带状疱疹、前列腺炎等具有迷惑性的多项合并疾病，未能及时确诊并进行针对性治疗，为后期症状迁延化、复杂化埋下了伏笔。

对于筋脉弛纵而不能随意运动的"痿躄"，针灸临床治疗崇"治痿独取阳明"，盖多归因于《素问·痿论》："而阳明为之长，皆属于带脉而络于督脉。故阳明虚则宗筋纵，带脉不引，故足痿不用也"，即阳明主纳水谷、化气血，滋养表里，为一切生理活动的物质基础。但细梳理之可察，"阳明濡润宗筋使之不至弛纵"与"带脉正常收引"，应同为肢端运动功能正常的充分必要条件。换言之，"独取阳明"为治痿之总纲，却非定法，取效之前提是带脉收引如常，即《杂病源流犀烛》所述"是知一身上下，机关全在于带，带不能自持其气，其证皆陷下而不上矣"。需知带脉为病，舌脉难以呈现出特殊的异像，故经络辨证的主要环节——审查经脉循行部位的异常表现，在本案中便体现出不可或缺的优势。患者曾行左肺大泡切除术，手术切口沿及左侧背部第 11 肋下，带脉或由此受累，出现典型的病理表现。足痿不用，提示带脉失约，致经脉弛缓、经气运行失常；胸腰腹束带感、抽痛感，类《难经》"带之为病，腹满，腰溶溶若坐水中"之状，提示带脉不和。带脉原出于肾，起于季胁足厥阴肝经章门，通过交会穴与足少阳胆经交会，且"胆足少阳之脉，起于目锐眦"，带脉受损亦可通过与足少阳的交会关系引发视物障碍、色彩晦暗等症。患者尤以胸腹束带感、背部抽痛为苦，故无论从局部治疗抑或整体治疗着眼，通调带脉均应首当其冲，舒筋通络、补气益血、滋补肝肾等治则作为补充。

带脉无直接从属本经的穴位，而《针灸大成》曰："又与足少阳会于带脉、五枢、维道，此带脉所发，凡六穴。"古今临床多以上述交会穴治疗带脉为病。本案选章门、带脉，直接通调带脉、助带脉控约之功；季胁为肝胆之界，而带脉为气机之枢、阴阳交泰之机要，肝胆的疏泄功能对于带脉经气亦有影响，本案选肝募期门，旨在疏利肝胆，使气机升降有序。上述三穴合用且能疏通胸部、背部气血运行，起到较好的局部镇痛效应。治痿虽非"独"取阳明，但阳明气血充盛可为各生理活动提供物质基础，故取曲池、手足三里之属，重在振奋阳明经气、鼓动全身精微营养物质的运行。合谷配太冲、支沟配阳陵泉二组为陆氏针灸临床实践中通调经气、畅达气机之验穴；而背俞等膀胱经经穴可平调肝、肾、脾、胃等脏腑功能，使机体的整体功能逐渐趋于正轨。《黄帝内经素问注证发微·痿论》曾提到："今曰独取阳明，又必兼取所受病之经。"结合视神经脊髓炎谱系疾病多器官受累的临床症状特点，提示我们在治疗中仍需对特殊症状进行针对性处理。因此本案尚注重局部细节，取百会、风池、头临泣，寓意通督调神，疏通头面、眼周之经气，以期通窍而明目、改善视力；以筋会阳陵泉配伍髓会悬钟，两者同用可缓四肢之挛急震颤。

　　苏肇家老师认为，针对视神经脊髓炎谱系疾病，针刺治疗虽无法替代现代医学主张的免疫抑制疗法及其他对症处理方案，但其补充及完善作用不可小视。本案患者基础疾病较多，且对多种药物均产生严重不耐受的药物过敏反应，客观上极大程度地限制了视神经脊髓炎谱系疾病联合用药的选择面。有研究提出，针刺通过各种神经递质介导作用于中脑边缘系统，对伤害性刺激产生的疼痛效应进行抑制；此外，针刺信号可通过脊髓传出纤维，将神经冲动传导至病区神经肌肉接头，产生肌肉收缩反射。以上机制或许能解释为何本案针刺治疗后，对缓解疼痛和改善肢体感觉活动功能障碍获得满意短期疗效，并对病患后期抗惊厥药物减量、强阿片类药、肌肉松弛药等停用，以及其他联合用药后产生的副作用的解除均产生了正向推动作用。值得注意的是，除"治痿独取阳明"这一痿证最为常用治则之外，在本案中苏肇家老师尤其强调恢复带脉功能的关联性，亦体现了在针灸医疗中经络辨证与脏腑辨证同等重要，个体化辨证论治的治疗特点。笔者认为本案的长远期疗效及复发情况值得追踪与进一步探究。

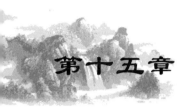

第十五章　针灸治疗湿疹经验

——浅谈陆氏针灸针灸辨证取穴的思想

湿疹是一种由多种内外因引起的过敏性炎症皮肤病，以多形皮损、对称分布、易于渗出、自觉瘙痒、反复发作和慢性化为临床特征。在现代医学的研究与临床检查中，多认为该疾病与自体细胞功能的免疫调节有关，在用药时以抗过敏、免疫抑制及对症治疗为主，同时配合环境、情绪与饮食习惯的调整。

湿疹根据起病、皮损特点和发作时间可分为急性湿疹、亚急性湿疹与慢性湿疹，若病情迁延反复，亚急性湿疹与慢性湿疹易反复发作，影响患者生活质量。

湿疹的中医病名为湿疮，根据发病部位及皮损特点给予了不同的名称，主要的病因病机为风、湿、热三邪阻于肌肤。或因饮食辛辣鱼腥动风之品、饮酒或外感或脾虚湿困或久病化燥引起。

针灸治疗湿疹常用足太阴脾经、手阳明大肠经及足太阳膀胱经穴位，系统评价显示针灸能提高治疗湿疹的有效率，对主观指标改善尤为明显。

现分享一则案例，该患者为苏肇家老师会诊病例。

张某，女性，17 岁，山东滨州人士，2018 年 6 月 12 日初诊。

半年余前无明显诱因下出现双侧肘、腘及小腿后侧皮疹，瘙痒明显，影响睡眠。曾于滨州、济南、北京等地多家医院诊治，诊断不一，有如湿疹、银屑病等，予药物内服外用（具体不详），未见疗效，且瘙痒加重，以致严重影响睡眠，凌晨一二点方可入睡。5 月中旬患者由家人陪伴至昆山友人处就诊，医生选取手足阳明经、手足太阳经穴位行针刺治疗，同时配合循经刮痧，数次治疗后仍未见效。遂来陆瘦燕名老中医工作室求诊。就诊时，患者神清，形体消瘦，略显烦躁，不时抓痒，患者觉口干，时常小口饮水，消谷善饥，大便秘结，1 周未

本文作者：褚晓彦。

行，平时依赖开塞露排便。否认糖尿病史。否认药物食物过敏史。体格检查：肘、腘等皮损处皮色红，未见渗液及丘疹，局部皮肤干燥脱屑。舌绛，舌中有裂纹，脉弦细。

病因病机分析：根据四诊可见患者素有脾胃失调，胃热耗伤津液，热结肠腑故见大便燥结。热毒炽盛，蕴结于肌肤故出现皮肤瘙痒。故此病以胃腑实热为本，皮疹瘙痒为标，治疗时当标本兼治，泻胃火，清热润燥，止痒消疹同治。

西医诊断为慢性湿疹。中医诊断为湿疮。治法：清热润燥，止痒消疹。处方：中脘、下脘、大椎、大横（双侧）、阳陵泉（双侧）、足三里（双侧）、内庭（双侧）、支沟（双侧）、照海（双侧）、胃俞（双侧）、膈俞（双侧）。

治疗后患者返回昆山，由友人继续参考前法治疗，并保持联系。

后续治疗情况：每日治疗1次。6月13日，经治疗后瘙痒明显改善，已能安稳入睡。6月15日，4次治疗后皮疹明显消退，瘙痒大减。6月18日，7次治疗后皮肤瘙痒已平，皮疹继续消退，皮损明显恢复。8次治疗后患者返回山东，病情稳定。

按语：根据四诊可知患者素有脾胃失调，胃热耗伤津液，热结肠腑，故见大便燥结。热毒炽盛，蕴结于肌肤，出现皮肤瘙痒。故该病以胃腑实热为本，皮疹瘙痒为标，治疗时标本兼治，泻胃火，清热润燥，止痒消疹同治。

该患者经辨证可知其本为胃肠实热，由于热结伤阴，故见口干欲饮，烦躁，其标为燥、热蕴结于皮肤之慢性湿疹。故在治疗时当标本兼治，泻胃腑实热，通便与滋阴、止痒、安神等并重。因此取用阳陵泉、内庭、大椎均用泻法以清热、止痒，另外重视背俞穴的应用，膈俞、胃俞等均调理脾胃运化功能，祛风止痒。支沟、照海为治疗便秘之经验用穴，可加用神门以镇静解躁。

陆氏针灸十分重视标本根结理论的应用，在治疗疑难病时，也给予我们辨证取穴依据。标为头、胸、腹俞穴和背俞穴；本为肘膝以下穴位；根为井穴；结指头、胸、腹器官，通过标本根结的理论，脏腑穴位内外沟通。

在本案中，我们可以看到，在治疗疾病时，特别是疑难病，应当回归中医思路辨证，辨清寒热、虚实和所属脏腑。重视背俞穴、原穴、合穴的应用。灵活使用穴对、经验穴对症治疗以达到标本兼治，同时可使取穴精而简。本案苏肇家老师仅治疗一次，后续治疗是由苏肇家友人所完成，因此辨证取穴得当，治疗方法是可以复制的，这也给予我们陆氏学子以信心。但陆氏针灸的辨证取穴只是其精髓的一部分，若能学得精湛的手法，疗效当更上一层楼。

第十六章　回归中医思维

　　跟随苏肇家和谈月涓老师学习陆氏针灸一段时间,两位老师在辨证论治和针灸治疗方面确有精妙之处,其中最核心的莫过于"回归中医思路"的理念。

　　苏肇家老师曾说,来特需门诊的患者大多是疑难杂症的患者,在其他医院诊断也基本明确了,有可能也尝试过很多其他的治疗方法,甚至针灸也已经治过一段时间,却无甚收效。按照西医的思路用药或手术治疗,或者按照我们平时常用的针灸局部取穴,按照教科书上的取穴,这些患者都没有取得疗效,那我们就不能按照这个思路继续走下去,疗效也不会更好,但我们是中医,要把辨证施治的思路回到中医的经络脏腑辨证上,结合陆瘦燕先生的"标、本、根、结"的理论来取穴,再加上古籍歌诀中的一些经验穴和对穴,有时反而收到了奇效。

一、注重脏腑辨证

　　苏肇家老师特别注重脏腑辨证,通过调理脏腑之间的互相关系,选取经络,通过补泻手法来调节脏腑和经气。例如,治疗失眠的患者,苏肇家老师认为失眠主脏在心,心为神之舍,首先是心出现了病变使得藏神的功能减弱,引起的失眠。但有许多脏腑功能的失调均能影响心,最多见的就是肝气郁滞、肝阴不足,与肝有关的失眠常常伴有神经官能症的一些症状,所以苏肇家老师用太冲、支沟、阳陵泉等穴位理气疏肝。心肾不交型患者,苏肇家老师会选用滋阴的穴位或使用一些药物敛阴滋阴。另外,脾胃不和引起失眠的患者,苏肇家老师必用足三里、丰隆等健脾化湿的穴位。在背俞穴的取穴上,这样的思想就更加明确,再根据寒热虚实,确定是否需要温针。这完全是回归基本的脏腑辨证来诊治疾病,调理五脏。

本文作者:褚晓彦。

苏肇家老师的经验使我又重视起辨证论治，特别是在一些久治不愈的疑难患者身上，回到中医的思路，重新找一套治疗方案，这才是用中医治病，用经络脏腑的理论来治病的含义。

二、脏腑功能的形象化

陆氏针灸理论认为针灸调节的是经络之气，而经络之气的来源是由先天肾中精气和后天脾胃运化的水谷之气。先天精气是人生长发育和经络得以运行的原动力，而后天的脾胃之气不断地补充先天之气的消耗。

脾胃运化水谷的功能简单地理解，就是我们饮食消化的过程，在胃、肠内完成，胃、小肠、大肠分别司职不同的功能。《素问·灵兰秘典论》中"脾胃者仓廪之官""大肠者，传导之官""小肠者，受盛之官"。但整个消化的过程是由诸多脏腑功能的协调而完成的。

苏肇家老师认为，我们可以把整个消化的过程形象化成为一个具体的烹饪场景。胃主受纳，胃即是锅具，食物进入胃中就是成为锅中之物，锅中的食物量要符合锅的大小，因此，不能过饥或过饱。锅中的食物需要加以烹煮，火是命门之火，火力不足，食物就无法煮熟，因此肾阳不足、命门火衰的患者常会出现完谷不化的情况。煮食物的时候我们需要搅拌，方能使锅中的食物均匀煮熟，煮完了食物我们要用碗盛出，这样才能煮制新的食物，这是脾胃运化功能的体现，期间还有赖肝的疏泄功能，肝失疏泄常常导致脾运化传输过程不畅，所以肝失疏泄也常常是引起消化系统不适的原因。消化后的水谷精微再由脾上送于肺，由肺朝百脉的功能把精微物质（营气、卫气）输布人体全身。剩下的糟粕下传小肠分清别浊，再下移大肠形成粪便，排出体外，从而完成整个消化的过程。

在辨证施治的过程中，我们分清致病因素出现在消化的哪个阶段，是哪个脏腑出了问题，分清虚实阴阳，也就得到了治疗的思路。一个或多个脏腑功能的紊乱，可由外感风寒、饮食不节等外因或不内外因导致，也可能是七情或脏腑阴阳、气血异常等内因所致，探求病因、机理，梳理主次顺序，标本兼治，才能获得满意的疗效。

三、本腑病的认识

消化系统疾病常见的症状，属胃的有胃痛、呕吐、嘈杂、胃胀、嗳气、泛酸等；属大小肠的有腹痛、腹胀、泄泻、便秘等。这些症状肯定是胃肠本腑疾病，但往往和参与消化活动的脏腑功能紊乱也有关。在专业课中可以看到，每一个病症都有不同的证型，有时会牵涉到相关的脏腑。

四、由脾胃失调引起的疑难病诊治经验

除此之外，在门诊中，时常会遇到一些久病迁延、遍治不愈的疑难病症患者。在问诊的过程中，我们常常发现久病或病情复杂的患者会兼有脾胃病的症状，其原因可能是后天脾胃功能变差，气血精微生化无源，不能滋养机体，不能补充经气以维持正常的功能而致病。又因久病气血损耗兼有情绪改变，肝失疏泄，肝木克脾土，影响了脾胃的功能。无论是脾胃先病或是脏腑传变致病，在问诊与辨证论治的过程中都是非常重要的。

以情志病来说，一般我们认为情志病的相关脏腑多为心、肝、脑，治疗时取穴以心、肝二经，心俞、肝俞和足三阳经及督脉的穴位为主，但如患者有明显的脾胃症状，或患者有形体肥胖、舌苔白腻等痰湿阻滞的情况，苏肇家老师会加以健脾化痰的穴位。或患者的脾胃病症状和情志病相互影响纠结，苏肇家老师将以治疗脾胃病为主，辅以背俞穴同治心肝，标本兼治。但往往患者因久病，病症比较复杂，在每次就诊时苏肇家老师都会仔细问诊，观舌脉来调整取穴，选用不同的治疗方法，抓住主要症状，如同中药的君臣佐使一般调遣经气。

同时，陆氏针灸针药结合的特点在治疗疑难病症上也起着重要的作用。通过中药调理脾胃，补益气血，对气血亏虚、经气不足的患者可起到很好的推动作用。另外，使用中药来治疗兼证，可使医生更好地抓住主症取穴治疗，而不至于取穴太过繁杂反致疗效不佳。

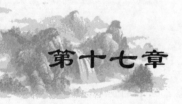

第十七章 谈月涓针灸治疗面瘫体会

　　马某,女,84岁。2018年4月3日初诊。患者1年前出现右侧口眼㖞斜,于当地医院行针灸治疗30余次后口眼㖞斜基本恢复,但右眼睑下垂、抬眉乏力。既往有高血压病史。刻诊:患者右眼睑下垂、抬眉乏力,舌淡苔薄脉弦。诊断:右侧面神经瘫痪。治法:疏经通络,调和气血。温针灸治疗:取鱼腰(右侧)、攒竹(右侧)、阳白(右侧)、四白(右侧)、丝竹空(右侧)、太阳(右侧)、头维(右侧)、足三里(双侧),采用分刺,其中足三里针刺后,针柄上捏上艾绒施灸。

　　二诊:2018年4月8日。经治疗后忠者右侧眼睑下垂及抬眉乏力较前好转。针灸治疗同前。经以上治法加减出入治疗8次,面瘫痊愈。

　　按语:《诸病源候论·妇人杂病诸候》云:"偏风口歪,是体虚受风,风入于夹口之筋……故令口僻也。"《类证治裁》云:"口眼㖞斜,血液衰涸,不能荣润筋脉也。"由此可见,面瘫一证,多由患者气血不足,营卫失调,腠理疏松,脉络空虚,以致风寒、风热之邪乘虚上犯头面、少阳、阳明脉络,气血运行滞涩,经筋肌肉失于濡养,弛纵不收而发病。因此,其为本虚标实之证,故面瘫治疗时,无论在早期、中期、晚期均应标本兼治。

　　谈月涓老师认为头面部的经脉循行走向较复杂,手足三阳经及任督二脉,八条经脉都循行过头面部,故临床所见虽然是面瘫一症,但其病变部分涉及八条经脉,要求在临床治疗中全面兼顾,不可顾此失彼。针灸治疗以局部取穴和远道循经辨证取穴相结合,以手足阳明经、手足少阳经为主。故治面瘫主张辨证施治、补泻兼施、扶正祛邪、整体调整,方能抗病祛邪。《灵枢·经脉》云:"胃足阳

本文作者:李石胜。

明之脉，起于鼻之交颎中，旁纳太阳之脉，下循鼻外，入上齿中，还出挟口环唇，下交承浆，却循颐后下廉，出大迎，循颊车……"足三里为足阳明胃经之穴，从走向可知属循经远取穴，足三里又是扶正固本之要穴。取双侧，应用补法，可扶正祛邪。另足阳明胃经在面部循行较广，受邪时也较多，又"经满而血者，病在胃及以饮食不节得病者，取之于合"，且针足三里可以鼓舞胃气以祛邪外出。

《素问·调经论》曰："血气者，喜温而恶寒，寒则泣而不流，温则消而去之。"据谈月涓老师经验，温针灸有利于祛风散寒、行气活血、温通经络、温补中气、扶正祛邪。

分刺是《黄帝内经》九刺之一，"分刺者，刺分肉之间也"，即针刺直达肌肉部的一种刺法，主治肌肉的痹证、痿证或陈伤。谈月涓老师认为患者耄耋之年，病程日久，气血皆虚，针刺当轻刺激、补法，故运用分刺疗法以调其经气，补益气血。

体会：面瘫即周围性面神经麻痹，是以口角、眼向一侧喎斜为主症的病症，由于外伤、肿瘤、血管病变或病毒感染等原因，引起茎乳突孔内面神经非化脓性炎症，水肿压迫面神经导致周围性面神经麻痹，中医又称口眼喎斜。面瘫的主要病因是风寒之邪侵袭面部的手足阳明、太阳、少阳之经络，以致经气阻滞，经筋失养、气血不和筋肉纵缓不收而致。《金匮要略》曰："歪僻不遂，邪在于络。"面瘫病位主要在络脉、经筋和肌肉之间，部位比较表浅。就现代解剖学而言，其面神经分布处于比较表浅的部位。谈月涓老师治病久体虚的面瘫主张轻刺激、分刺；反对重刺激，在患侧大幅度地提插捻转；主张用补法，用温针灸，以防出现体虚日重及口眼联动症或面肌痉挛。

《灵枢·官能》曰："针所不为，灸之所宜。"《外台秘要·中风及诸风方一十四首》说："至于火灸，特有奇能，虽曰针、汤、散皆所不及，灸为其最要。"笔者对一些面瘫患者进行了观察，多数患者用电针等治疗能病愈，但有一部分患者用电针等治疗开始时有好转，但治疗了几个疗程后症状处于停滞状态，笔者对这些患者改用温针，这些患者的症状又有明显好转。尤其病程日久、年老体虚者，笔者改用分刺等轻刺激后疗效明显。谈月涓老师用分刺、温针治愈了许多日久、体虚型面瘫患者，为我们临床医师提供了宝贵的经验。

附录一　传承谱

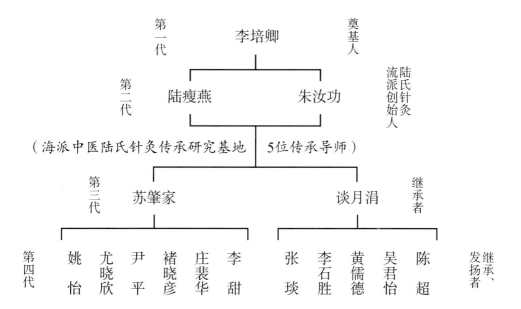

第一代　　　　　　　李培卿　　　　　　奠基人

第二代　　陆瘦燕　　　　　朱汝功　　　陆氏针灸流派创始人

（海派中医陆氏针灸传承研究基地　5位传承导师）

第三代　　苏肇家　　　　　　　谈月涓　　　继承者

第四代　姚怡　尤晓欣　尹平　褚晓彦　庄裴华　李甜　张琰　李石胜　黄儒德　吴君怡　陈超　　继承、发扬者

附录二　八仙桥"陆瘦燕针灸"诊所布局图

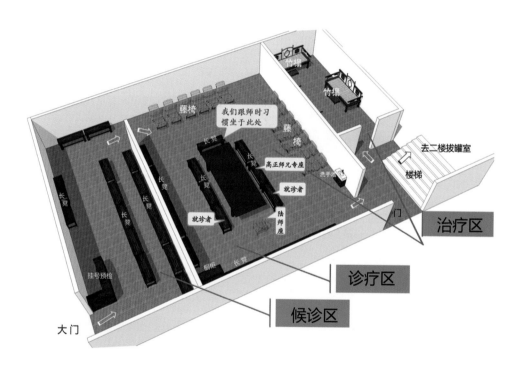

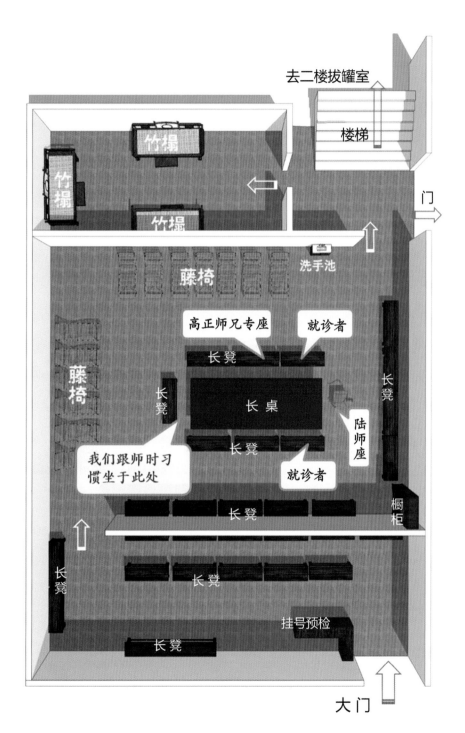

附录三　历史文献资料

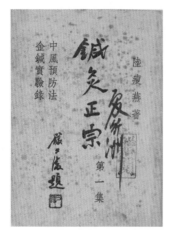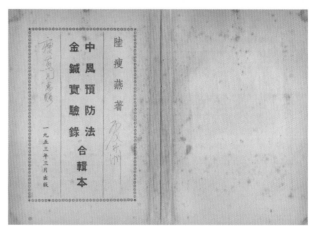

《针灸正宗》　第一集

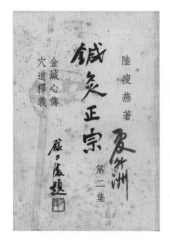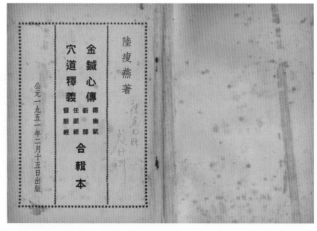

《针灸正宗》　第二集

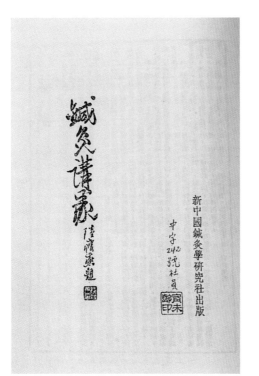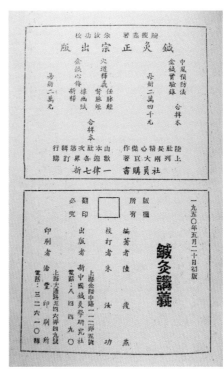

《针灸讲义》

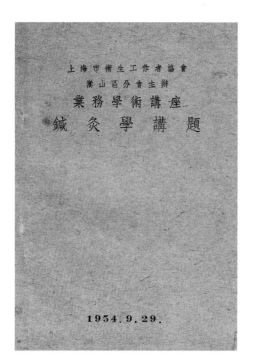

《针灸学讲题》

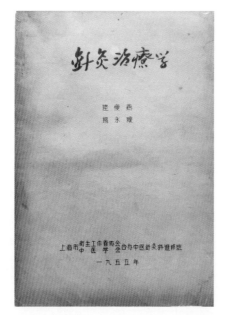

《针灸治疗学》

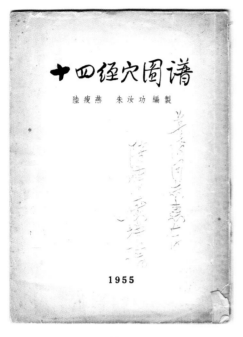

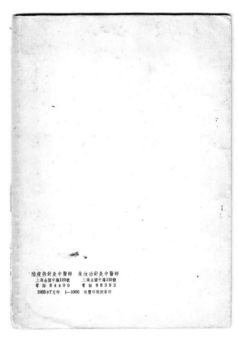

封面 　　　　　　　　　　　　 封底

《十四经穴图谱》

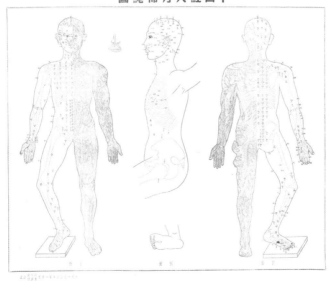

《十四经穴分布总图》挂图

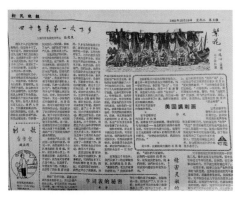

《新民晚报》刊登的陆瘦燕文章
《四十年来第一次下乡》

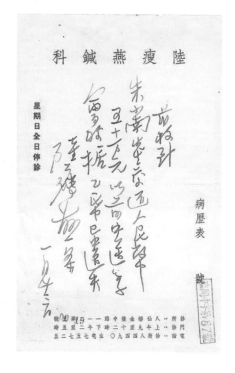

陆瘦燕 1952 年亲书上海市中医学会归
还的 50 万元暂借款的收条
（13 cm×21 cm，朱小南时任上海市中医
学会筹备委员会财经组组长）

朱汝功名片

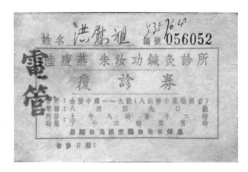

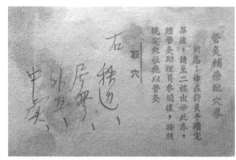

"陆瘦燕针灸"诊所复诊券